臨床での指導に必要な

「教え方」の

スキル⑬

はじめに

　近年，少子高齢化の進展や医療技術の進歩，医療制度改革により看護師へのニーズが高まり，医療現場では看護師の人材不足が深刻化しています。厚生労働省が2015年12月に行った「第2回　看護職員需給見通しに関する検討会」では，2025年に約196万～206万人の看護職員が必要と見込まれています[1]。この20年余りで，看護系大学は急増していますが[2]，2018年度の就業看護者数と就業准看護者数の合計は約150万人にとどまっています[3]。

　看護師を輩出する基礎教育機関もさまざまな工夫をしていますが，基礎教育機関も急激な増加に伴い，"教員の数が足りていない""教育の質の担保が難しい"状況であり，看護師の育成は臨床側に委ねられているということは，それほど大げさな表現ではないと思います。現場の教育・人材育成は，これまで以上に重要視されています。このような状況にあるものの，看護師の多くは「教え方」を専門的に学んでおらず，教育・人材育成を担うにあたり，どのような知識・スキル・態度が必要となるのか分からず，日々さまざまな困難や葛藤を経験しているのではないでしょうか。しかし，その困難や葛藤は，新たな学習を生み出すとも言われています[4]。つまり，読者の皆さんが抱える葛藤は，自分自身の成長の種であるというのです。本書を手に取っているということは，今直面する困難や葛藤，これから訪れるであろう困難や葛藤を乗り越えたいと思っているからだと思います。

　その困難や葛藤などを解消する一助となるのが，本書で紹介する「臨床のOJTにおける指導者のコンピテンシー（教え方のスキル）」です。コンピテンシーにはさまざまな定義がありますが[5, 6]，ここでは「仕事上の役割や機能をうまくこなすために，個人に必要とされる，測定可能な知識，技術，能力，行動，およびその他の特性のパターン」のことを指します。要は，コンピテンシーを獲得することができれば，効果的・効率的な教育・人材育成が提供できるということです。ただし，知識として理解できたからといって，実際の行動として実践できるようにはなりません。何度も練習を重ねる必要があります。

　このように書くと「やっぱり私には無理」というような声も聞こえそうですが，AACN（American Association of Critical-Care Nurses）synergy model[7] が示す看護師の特性の一つに，"学習の促進者（facilitator of learning）"というものがあります。これは，患者・家族への学習支援能力に関することで，日頃皆さんが実践している「患者や家族に対する指導，実際に行動できているかの観察・評価」のことだと思います。この対象を"患者・家族"から"看護師（学習者）"に変えればよいだけです。もちろん実際は，こんなに単純な話ではありませんが，対象の目線に立ち，対象を中心としたケアを施す看護師は，必ず教え方上手になれるはずです。ぜひ，本書の内容を学習指針として活用し，教え方上手になってください。

　2020年5月

政岡祐輝

本書の使い方

　本書は，第1章で看護師育成の現状について，第2章から第5章にかけて教え方に必要となる13のスキルを【指導者としての基盤】【指導計画と準備】【指導実践】【評価】の4つの領域に分けて解説しています（下図）。

◎臨床で指導する役割をこれから担う方・いちから学び直したい方
➡第1章から読み進めることをおすすめします。

◎臨床で指導する役割をすでに始めている方，読む時間があまりない方
➡まず付録として掲載している『OJTスキルのチェックリスト』（P.137）を活用して，自分自身のできていないスキルや苦手とする傾向のある領域（章）を特定した上で，該当するスキルや章から読み始めることをおすすめします。

　第2章から第5章の最後には，知識確認クイズがあります。クイズは，各スキルを習得し，実践する上でのポイントが理解できているのかの簡単なチェックにもなります。自分自身の理解度を知ることも，学習を効果的にする工夫ですので，ぜひクイズに挑戦してみてください。

　各項の最後に登場する「コラム＆Tips」には，"臨床現場で役立つちょっとしたコツ"を紹介していますので，息抜きがてら読んでみてください。

　本書は，臨床での指導に関する初学者でも読んでもらいやすい書籍となっていますが，著者らの研究を基盤として，学習科学や認知心理学などの知見を踏まえた読み応えのある内容になっています。少し教育を学んだことのある方は，どんな知見が盛り込まれているかを探しながら読み進めていただくのも一興ではないかと思います。

■ 図：教え方に必要となる4つの領域

指導実践

指導者としての基盤

指導計画と準備

評価

目次

主な登場人物

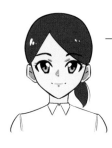

ゆかり
5年目看護師

看護師長に4月から OJTにおける指導者 の役割を担うように命 じられた5年目看護 師。プリセプターは1度経験しているが, 特に 教え方の勉強はしたことなく, 新人看護師や 後輩看護師, 異動してきた先輩看護師の臨床 での指導に悪戦苦闘することに。

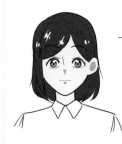

のぞみ
先輩看護師

看護師長や病棟ス タッフからも厚い信 頼を得ているベテラ ン看護師。教育にかかわる経験が豊富で, 教え方にも定評がある。

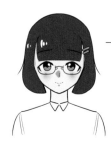

あき
新人看護師

少し内気な性格の新 人看護師。医療ドラ マを見て, 看護師に なろうと思った。国家試験には合格したが, 覚えることが苦手。

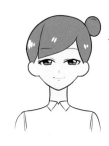

さやか
新人看護師

公私はきっちりと分 けたい新人看護師。 親のすすめで看護師 となり, 看護学生時代も看護自体に楽しさや やりがいをあまり感じることができなかった。

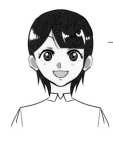

まみ
2年目看護師

2年目となり, 自立し なければと思い熱心 に勉強しているが, 少 し空回りしている。おっちょこちょいな面が あり, インシデントを起してしまうこともしば しば。

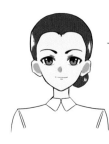

えり
他病棟から 異動してきた 10年目看護師

自分の希望ではない が, 以前の部署での 勤務が長いとのことで異動してきた10年目 看護師。これまでにやってきたことに自信を 持っているが, 新しい病棟ではお作法が違 うので戸惑っている。

第1章

看護師育成の現状って
どうなっているの？

来年度は,
新人看護師や異動の看護師が
いつもより多く配属される予定だから,
その人たちの日々の指導よろしくね

よろしくね

看護師長

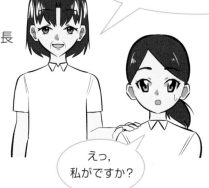

えっ,
私がですか?

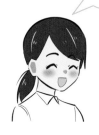
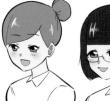
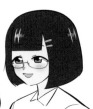

4月

何なの最近の新人は!
説明しても分からないし,
勉強してこないし!!

私たちの頃は,
自分たちで勉強して乗り切ってたのに,
何で丁寧に教えないといけないの!?

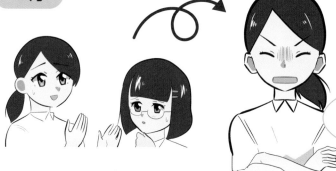

5月・6月・7月

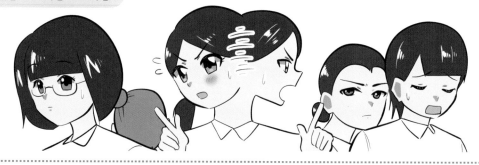

8月

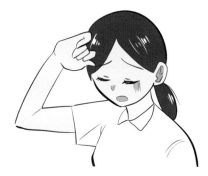

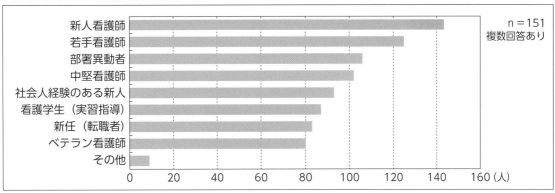

図1 ● これまでに教育・指導にかかわったことのある対象

政岡祐輝：中堅看護師, ベテラン看護師, 部署異動者, 新任（転職者）に対する困りごと＆悩みごと, ナース専科, Vol.38, No.5, P.46〜47, 2018.

看護師は，「教える」役割は避けられない！？

　イラストのように，新人看護師や部署異動してきた看護師の指導など，年度末に急に「教える」役割を言い渡されることはないでしょうか？　また，言い渡されなくても，経験年数を経ると，日々の業務の中で教えることを任せられるのは，よくある話だと思います。プリセプター制度を取っている組織では，2〜3年目から臨床でのOJTにおける指導者の役割を担うということも多いのではないでしょうか。

　図1は，関西クリティカルケア・コミュニティという任意団体に参加している臨床看護師に対して，実施した教育・指導に関するオンラインアンケートの結果[8]です。この結果からも，ほとんどの看護師が何かしらの教育・指導活動にかかわっていることが分かり，看護師は「教える」役割は避けられないと言えます。

　厚生労働省や日本看護協会は，新人看護師の教育に関するガイドライン[9, 10]などを発表しており，その中で実地指導者，教育担当者，教育・研修責任者の役割を記しています。しかしながら，現場では，新人看護師だけでなく，若手看護師からベテラン看護師まで，さまざまな対象の教育に携わっています（**図2**）。そして，さまざまな苦労をしているのが実情です（**表1**）。

看護師になる人の質の変化・多様性の拡大

　前ページのイラストにあるように，「私の頃は○○だったのに，最近の若手ときたら」と思ったり，そのような言葉を発している場面を見かけたりすることは，よくあ

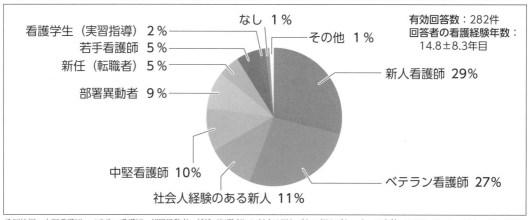

図2 ● 教育・指導が一番大変だった対象者

看護学生（実習指導）2％
若手看護師 5％
新任（転職者）5％
部署異動者 9％
中堅看護師 10％
社会人経験のある新人 11％
なし 1％
その他 1％
新人看護師 29％
ベテラン看護師 27％

有効回答数：282件
回答者の看護経験年数：
14.8±8.3年目

政岡祐輝：中堅看護師，ベテラン看護師，部署異動者，新任（転職者）に対する困りごと＆悩みごと，ナース専科，Vol.38, No.5, P.46～47, 2018.

表1 ● 対象ごとの困り事TOP3

	1位	2位	3位
新人看護師	態度・言葉遣い・マナーから教育が必要	指導内容がうまく伝わらない	周囲のスタッフの協力を得るのが難しい
ベテラン看護師	習慣・固定観念が強く，新しいことを受け入れてくれない	プライドが高く，指導を素直に受け入れてくれない	学習意欲が低い
社会人経験のある新人	プライドが高く，指導を素直に受け入れてくれない	慣習や強いこだわりがある	権利意識が強い
中堅看護師	習慣・固定観念が強く，新しいことを受け入れてくれない	プライドが高い	学習意欲が低い
部署異動者	知識やスキル等のレディネスの把握，レディネスに合わせた指導が難しい	プライドが高く，指導を素直に受け入れてくれない	モチベーションが低い

政岡祐輝：中堅看護師，ベテラン看護師，部署異動者，新任（転職者）に対する困りごと＆悩みごと，ナース専科，Vol.38, No.5, P.46～47, 2018.

るのではないでしょうか？　また，これはどの世代の看護師も先輩看護師から言われているフレーズではないでしょうか？　確かに，何かしらミスがあったり，至らぬ点が目に付いたりすることがあるかもしれません。しかし，それが若手看護師全体に当てはまるかと言うと，それは話が飛躍しすぎているかもしれません。何か一部の悪い特徴を引きずり，能力的に劣ると評価を歪めてしまうハロー効果と呼ばれるものが働いている可能性があります。また，「私たちの頃は」とつい引き合いに出してしまう言葉ですが，昔は教育体制が整っており，すばらしいOJTが展開されていたのかというとそうではないと思います。一般企業においても，さまざまな条件が重なり，たまたま育つ環境が整っていただけで，意図せざる整合性の結果[11] と言われていますが，看護界も同じようにたまたま人が育つ環境であったのだと思います。

　近年の看護界の大きな動向として，社会人経験者や外国人看護師の入職，看護系大学の急増，働き方改革により変化する労務管理といったものが挙げられます。また，

図3 ● 働く目的

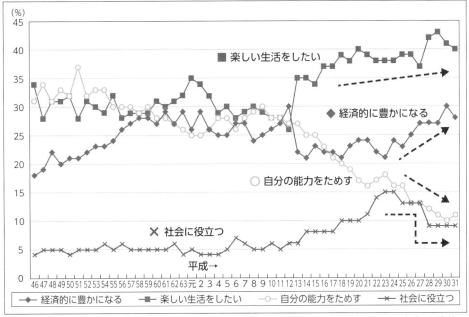

公益財団法人日本生産性本部：平成31年度 新入社員「働くことの意識」調査結果.

　医療技術の高度化・複雑化，医療安全に対する要望の高まりにより，看護師に求められる知識・スキルのレベルは年々高くなっています。今我々が生きるこの時代は，「知識の爆発時代」などと呼ばれることもあります。医療界も同様で，医療の高度化，医療技術の向上に伴い，看護に必要とされる知識や情報は爆発的に増えています。各種検査の種類，治療法，治療薬といった医学的知識，医療機器や電子カルテの操作に関する知識など，一昔前より数倍近い知識が必要になっているとも言われています。この変化は，看護師国家試験に目を向けても顕著です。

　そのため，看護基礎教育ではさまざまな工夫がされていますが，時代の変化に対応できているとは言い難い状況です。授業時間数は変わっていないため，科目ごとの実習時間が減り，基礎教育卒業時に自信を持ってできる看護技術は当然減ります。日本看護協会の資料[12] では，入職時に新卒看護師の7割以上が「1人でできる」と答えた看護技術（全99項目）は，2011年の調査では，環境整備やバイタルサインの計測などの9項目ですが，2014年には，「パルスオキシメーターを使ってSpO_2の測定ができる」「衛生学的手洗いができる」の2項目のみという，かなり残念な状況も示されています。

　このような状況を見れば，看護師の育成は，臨床側での教育に委ねられていると言っても過言ではないと思います。また，学生が看護師になる動機も変化してきていると思います。図3は，一般企業を含む新入社員に対する調査結果[13] です。図3からは，働く目的として「自分の能力をためす」が近年急激に低下していることが読み取れます。一方で，「楽しい生活をしたい」「経済的に豊かになる」が上昇しています。博愛と奉仕の精神のもと「社会に役立つ」ために看護職を目指している人もいると思いますが，現在でも看護師は

13

女性の職業として認知される傾向にあり，他業種に比べ「生涯所得も多く，安定した職業」と考えている人も多いため，看護師になる目的も変化してきていると考えられます。

　以上のような，社会環境の変化や看護師になる人の多様性の拡大や質の変化によって，これまでと同じような教育では対応しきれなくなっています。今困っていなくても，教え方のスキルを身につけた人材がいなかったり，変化に対応できる教育システムが構築できていなかったりする組織は，これから困ることになります。

教え方に必要なスキルは身につけるもの

　「教える」役割は，ほとんどの看護師が担わなければいけません。しかし，臨床の看護師で，「教え方」に関する専門的・体系的な教育を受けている人はほとんどいません。そのため，臨床の看護師が「教える」立場になった際は，自分が受けてきた教育を見よう見まねで行っているのではないかと思います。何となくの「感覚」と，病棟での「慣習」，それを基にやるしかないという「度胸」で臨むしかない状態は，致し方ないのかもしれません。しかしながら，前述したように社会環境の変化や看護師の多様性の拡大・質の変化の中では，これでは対応ができません。

　看護職以外の職種も含め，医療・介護関連の専門職は，最も多くの自己啓発を行っている職種[14]であり，その中でも看護師はまじめで熱心に勉強する人が多い職種だと感じています。教育に熱心に取り組もうとするが故に，「教えたのに何でできないの？」と少し感情的になってしまったり，逆に「私には無理」「教育は難しい」と教育に苦手意識を持ったりする人も多くなってしまっているのだと思います。また，過度に頑張ってエネルギーを消耗しきってしまう人もいるかもしれません。

　学習者※の成長には時間がかかるかもしれませんが，教えることは一部の人しかできないような特別難しいものではありません。これまで私たち看護師は，教え方に必要な「スキル」を学んでいなかっただけです。

　教え方も「スキル」です。正しい知識を得て，トレーニングをすれば必ず身につけることができます。そして，教育活動も医療・看護と同じように「対象となる人をとらえ，問題を特定し診断する。問題を分析し，目標を設定する。目標達成に向かい必要な介入を考え提供する。そして提供後の結果を評価し，適宜修正していく」といった実践活動です。教え方を学ぶことは，看護にも活かせることがたくさんあります。

※本書における「学習者」とは，「所属組織・部署の看護実践に求められる知識やスキル，看護師としての態度や学び方を身につけるための学習が必要となる人」を指しています。

OJTを担う指導者に必要なスキルとは

　「教える」スキルは身につけることができると言いましたが，ではどんなスキルを身につけなければならないのでしょうか？　そこで，本書で紹介するのが「臨床のOJTにおける指導者のコンピテンシー」[15]（**表2**）です。コンピテンシーという言葉を聞き慣れない人もいるかもしれません。コンピテンシーにはいくつかの定義[5,6,16]がありますが，本書では，「仕事上の役割や機能をうまくこなすために，個人に必要とされる，測定可能な知識，技術，能力，行動，およびその他の特性のパターン」と定義しています。**表2**の「臨床のOJTにおける指導者のコンピテンシー」は，臨床での指導に関する先行研究などを評価し，まとめた上で，臨床のOJTにおける指導者や教育の専門家によって開発されたものです。要は，臨床での指導をこなすために身につけるべきスキルです。

　このコンピテンシーにおいては，臨床のOJTにおける指導者（以下，指導者）を「臨床におけるOJTの中で看護職員の直接指導・評価等を行う者」[15]と定義しています。実際の臨床現場では，臨床での指導という明確な役割が定まっておらず，患者ケアに加え，もっと多くの業務をこなしているのではないかと思います。しかし，このコンピテンシーに紐付くスキルを身につけることで，OJTの効果や効率を上げることができます。また，「臨床のOJTにおける指導者のコンピテンシー」は，臨床での指導に必要なスキル獲得に向けた学習指針でもあります。巻末に付録として『OJTスキルのチェックリスト』（P.137）を付けていますので，それを用いて自分自身の能力をチェックすることで，これから学ぶべきスキルが明らかになります。

　臨床での指導は，看護師にとっては業務の中の一部ですが，必要なスキルを身につけ，OJTを行うことで，自立・自律した看護師がより早く育つようになります。その結果，組織としての看護の質の向上や担保にもつながります。

＊　＊　＊

　教えることは苦手だという人もいるかと思いますが，人は頻繁に目にするものなどにいつの間にか親しみを覚えるという性質があります。そして，学習も楽観的な気持ちで挑む方がうまくいくことがあります。次章からは，**表2**に示したコンピテンシーに基づいて，よくある困った学習者や場面例を紹介しながら，臨床での指導に必要となる行動などを分かりやすく解説します。また，着実に臨床での指導に必要なスキルを習得したいという人は，巻末付録の『OJTスキルのチェックリスト』（P.137）を，自身でチェックしてみてください。

表2 ● 臨床のOJTにおける指導者のコンピテンシー

領域	コンピテンシー	行動
指導者としての基盤	対人関係が円滑となるようなコミュニケーションを行う	積極的に学習者の話を傾聴する
		学習者の伝えようとしている内容からその真意を理解しようと努める
		丁寧な言葉を用いて明確にメッセージを学習者に伝える
	良好な信頼関係を築く	指導者の価値観を押しつけずに学習者の多様な価値観を認める
		仕事に対する真摯な姿勢を示す
		自発的に関係性を構築するために学習者に興味関心を寄せる
		感情を適切にコントロールしかかわる
	指導観を持ってかかわる	指導する上で大切にしていることの記述や表現ができる
		学習者中心に指導をとらえる
	指導者に必要となる能力の開発・維持・向上に取り組む	学習者を観察し適切なレディネスの理解に努める
		教育分野の変化や動向を察知する
		指導分野の知識やスキルを常に磨いている
		自分の指導を振り返る
指導計画と準備	学習目標を確認する	指導する項目内容の学習目標を確認する
	学習者や学習環境の分析や確認を行う	学習者の学習進捗状況を確認する
		学習者の学習方法の好みや意欲を把握する
		指導するにあたって，対象患者，看護師配置，時間，場所，物品などの条件を確認する
	指導内容の確認を行う	指導する具体的な内容を確認する
		指導内容の順序立てを行う
	指導方法を組み立てる	学習内容に必要となる情報を提示できるように準備する
		学習成果や学習者の状態に応じた効果的な指導方法を検討する
		評価方法を確認する
指導実践	コーチングスキルに基づいた指導を行う	学習者の自己表現をサポートできるように積極的傾聴を行う
		学習者と共に学習目標を決定することができる
		学習者の失敗が患者に影響しそうな場面では指導者がフォローする
		目標とするパフォーマンスとのずれを具体的に指摘する
		状況に応じて指導方法を適宜変更し指導を行う
	学習が円滑に進むようファシリテートする	学習者が集中して学べるように働きかける
		安全な場づくりのために質問や相談をしやすい状況をつくる
		学習者の思考を促進するような質問を投げかける
	リフレクション支援を行う	印象に残ったことや気になったこと，指導されたことを表出させる
		学習者に経験したことの評価，分析の支援を行い，自ら学びや課題を見いだせるようにかかわる
		課題解決や学んだことを次に活かすためのアドバイスを行う
		課題解決のために学習内容を適用する機会をつくる
評価	学習者の目標到達度を評価し共有する	学習者を客観的に評価するためにツールを使う
		学習者の進捗状況を引き継ぐ
	実施した指導を評価する	学習者の学習到達度の結果を踏まえ，自己の指導の評価を行う
		次の指導につなげるためのリフレクションを行う

北別府孝輔他：臨床看護師の実地指導者に関するコンピテンシーの開発，日本教育工学会2019年秋季全国大会論文集，P.384，2019.を引用，一部改変

教育は臨床での指導が要

人材育成の手法は，大きく３つに分けられることがあります。

①OJT（On the Job Trainingの略／現場における教育・指導）

新人や若手が，上司や先輩の指導を受けながら，実務を通して必要な知識やスキルなどを習得することを指す。

②Off-JT（Off the Job Trainingの略／業務外の教育）

業務から完全に切り離して，職場とは異なる場を設けて行う機会を指す。

③SD（Self Developmentの略／自己啓発）

企業側から与えられるのではなく，社員が自分自身の意思で行う能力開発やスキルアップのことを指す。

それぞれにメリット・デメリット（**表3**）がありますが，人材育成の領域では有名な70：20：10という数字があります。これは，能力開発に影響を及ぼすのは，仕事上の経験が70％，上司や先輩とのかかわり（薫陶：人徳・品位などで人を感化し，良い方に導くこと）が20％，研修が10％というものです。これは，リーダーシップ開発に関する調査結果[17] が基になっているので，この割合が看護にも当てはまるとは一概に言えませんが，研修よりも臨床経験から学ぶ影響の方が大きいのは当てはまると思います。臨床での指導にかかわることは，70％＋20％＝90％です！　本書の読者の皆さんの指導が，何より大切であるということですね。

表3 ● 人材育成の手法とそれぞれのメリット・デメリット

手法	メリット	デメリット
OJT	・通常の業務を行いながら，進めることができ，業務に即したカタチとなるため，効率がよい ・相手に合った教え方やスピードで必要な知識やスキルを教えることができる	・指導者の能力に依存する ・指導者の負担が大きい ・体系的な指導が難しい
Off-JT	・一度に多くの対象者に対して，同一品質の教育を提供することができる ・演習などグループで何かをする場合，学習者同士の交流が生まれる	・業務に直結する研修とならない場合がある ・企画・実施にさまざまなコストがかかり，教育担当者の負担が大きくなる
SD	・学習者の選択の幅が広く，自由度が高い ・自分の好きなタイミングでスキルアップに取り組むことができる ・ラインアップをそろえておけば，教育担当者の負担が小さくなる	・学習者本人のやる気や意識に依存する割合が高くなるため，やる人とやらない人のばらつきが出やすい ・必ずしも業務に必要とは言えない知識の学習に偏る可能性がある

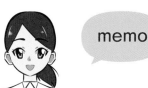

第2章

まずは指導者にとって
何が大事なのかを
押さえよう！

まず，指導者にとって大事な，基本的なことを確認しましょう。少し思い出してみてください。皆さんがかかわったことのある「教え方が上手だった指導者」とは，どのような人でしたか？　教え方が上手だったと思う前に，人間としても信頼のおける人だったのではないでしょうか？「指導者として大事なこと」は次の4つのスキルが基本になっています。

教え方の スキル	**1**	**円滑なコミュニケーションを行う**
教え方の スキル	**2**	**良好な信頼関係を築く**
教え方の スキル	**3**	**指導観を持ってかかわる**
教え方の スキル	**4**	**指導者に必要となる能力の 開発・維持・向上に取り組む**

では，この4つのスキルを具体的に示していきます。

教え方の スキル 1　円滑なコミュニケーションを行う
～対人関係をスムーズにしよう！

> **「円滑なコミュニケーションを行う」ために必要な行動**
> □ 積極的に学習者の話を傾聴する
> □ 学習者の伝えようとしている内容からその真意を理解しようと努める
> □ 丁寧な言葉を用いて明確にメッセージを学習者に伝える

積極的に学習者の話を傾聴する

看護師は「傾聴」が得意です。しかしながら，相手が「患者の場合には」という条件付きかもしれません。指導をする時のことを振り返ってみてください。次のイラストのようなことをしていないでしょうか？

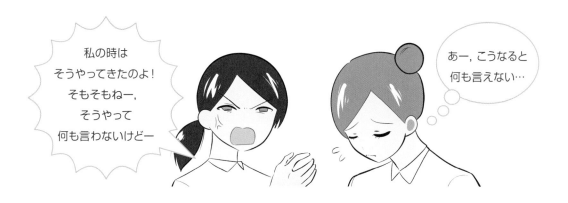

　どうでしょうか？　身に覚えはありませんか？　これは傾聴とは言い難い状態であることが分かると思います。自分の意見や考えを訂正されると，人には防衛機制が働きます。こんな状態では，考えていること，自分の言いたいことが言えなくなってしまいます。自分は何を大事にしているか，あるいは失敗から何を学び取り，それが自分にどう役立つかを明らかにするには，思う存分話すことが重要です。では，どのように傾聴すればよいのでしょうか？

　おすすめは，「うなずき」と「あいづち」です。こんな実験があります。就職試験の面接時に試験官のうなずきの量を変えて計測したところ，うなずきが多い試験官の方が，被面接者の発言が50〜70％増えたそうです[18]。うなずきは，相手に「私はあなたの話していることを聴いていますよ」という明確なメッセージになります。学習者が「話をしてもいいんだな」と思えば，話しやすくなります。また，上手なあいづちも，話を促進させることになります。

　下の2つのイラストを見て，どちらが話しやすいと感じるでしょうか？

　表情はあえて同じにしています。

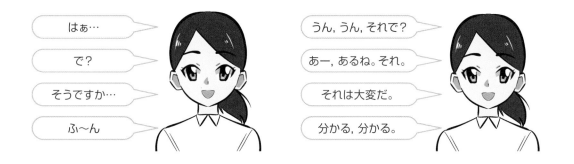

　どうでしょうか？　あいづちに共感的なフレーズが並んでいる右の方が，話しやすいのが分かりますよね。そのほかにも，あいづちの種類（**表1**）が豊富にあることも

表1 ● あいづちの種類

肯定的	共感	さらに話を促す	感情を表現する	相手の言葉を返す
そうそう。 なるほどね。	分かるなーそれ, 私もです。	それで どうなったの？	へぇー！ ほんとですか！	いわゆるオウム返し （肯定的になる）

分かります。

　さらに，声のトーンや抑揚，あいづちのタイミング・スピードなどでも効果が変わってきます。イラストでは表情を同じにしていますが，「あなたの話をもっと聴かせてほしい」という表情をしたら，より「傾聴」に近づきます。話すのは苦手と思っている指導者もいるかもしれませんが，指導者は話すよりも，聴き上手になることがとても重要です。そのためには，少し前の自分，つまり学習者側であった自分を思い出して，学習者の立場に共感するようにしましょう。

　おすすめの学習方法は，同期の看護師などとペアになり，最近あった良いことなどを相手に話してもらって自分が傾聴し，その一連のやりとりをスマートフォンなどで録音する方法です。内容を後で確認してみると，自分では気づかない癖などが分かり驚くことがありますので，一度試してみるとよいでしょう。筆者がかかわった研修で，このやりとりを録音し，聞いてもらった時は非常に興味深い感想が多く聞かれました。感想の一部を紹介します。

　「傾聴を意識して，聴いていたつもりなのに，これじゃあ，なんか嫌そうに聞いているじゃない。ショック…」「もっと，積極的に聴き出せそうなのになぁ」などが聞かれました。逆に，聴いてもらっていた方にも感想を求めると，「聴いてくれようとしているのは伝わったんですが，腕を組まれたりするとちょっと話しにくいって思ってしまいました」など，声やあいづち以外の"聴く態度"も重要であることに気づいてくれた人もいました。

　腕組みは，一般的に「反抗的，身構えている」というメッセージになってしまうこともありますが，一方で「集中している」という時もあります。真意はさておき，客観的に今の自分の仕草（姿勢や視線，鼻や耳・髪に触る，時計を気にするなど）が，相手からどう思われているのかということについては，意識した方がきっと良い結果が得られると思います。これは，トレーニングで身につけることができますので，今日から少しずつ意識してみてはどうでしょうか？

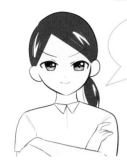

さあ,
話してごらんなさい

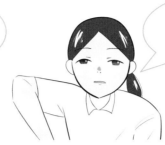

それで？
はー, そうなんだ…

学習者の伝えようとしている内容からその真意を理解しようと努める

　ここまでは, 共感的に学習者が話すことを促しました。その次は, 話している内容をただ傾聴するだけでなく, 学習者が何を話そうとしているのかを確認しながら聴くことが必要になります。

　例えば, 次のイラストを見てください。

1

どうしたの？
何か大変そうだけど

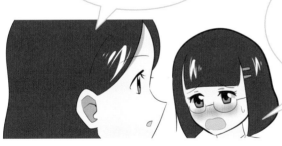

429号と430号の患者さんを
全部回ろうとしていたんですが,
ナースコールが431号でも鳴って,
誰もいなくて, 焦ってしまい…。
大変だったんです。すみません

2

つまり,
時間もなくて, 人もいなくて,
とにかく焦ったってことだね？
しんどい状況の中,
頑張ったね！

私の言いたいことを
分かってくれている

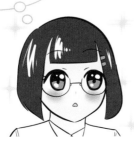

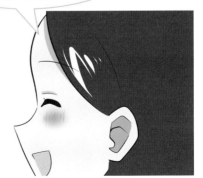

●聴き上手さんがやっていること

　こののぞみ先輩のように，学習者の話を引き出しながら，指導者が「これって，こういうこと？」というように確認していくことが，学習者との信頼関係につながります。コツは，学習者が話していることを「つまり」や「それはこういうこと？」などとまとめたり，言い換えたりすることになります。その際に，共感的なフレーズを付け加えると，より効果的です。また，聴き上手さんは次のような副産物も得ることができます。例を見てみましょう。

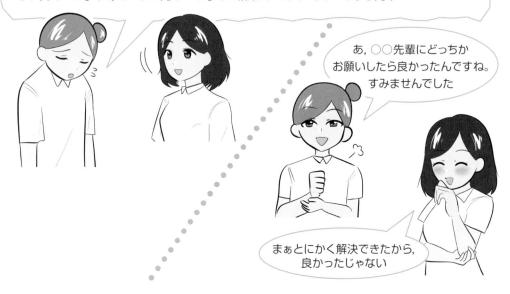

　どうでしょうか？　さやかさん（学習者）はひたすら話し，のぞみ先輩（指導者）は笑顔で"うんうん"と積極的に聴いていただけです。この事例では，さやかさんは自分が思っていたことを自分の中から出すことで，自分で解決策に気がついて，次の対応を考えています。私たちも，相談に乗ってもらい，相手から特別なアドバイスをもらっていなくても解決策が出てきたり，気がついたりといったことを体験していると思います。いわゆるグチだけでもよいので，話を聴くことで，何もしていなくても学習者が何かを得ることもあるのです。このことから，「指導者として，何か良いこと・格好良いことを言わなくてはいけない」などと思わなくてもよいことが分かるでしょうか。まずは，意識して聴き上手になってみましょう。

●意味づけ屋さんを目指そう

　さらに，この学習者の話を指導者が確認していくという行為は，"共感を得る"ということ以外にも，実は学習者自身が分かっていなかったことに気がつくことができるという点も重要です。特に，看護師として経験年数が少ない場合は，看護行為の目的や意味をよく分からずに行っていることも考えられます。そんな時，「あなたの行動はこういう意味よね？」と意味づけしてあげることは，自分の看護の肯定感や，いわゆるアハ体験（心理学上の概念で，未知の物事に関する知覚関係を瞬間的に認識すること。教育系バラエティ番組で少しはやりました）に近い気づきを行うこともあります。

　筆者が先輩に気づかされたのは，「患者に出会った時に声をかける意味って何か？」という問いでした。当時の筆者は必死に考え，「意識レベルの確認です。機嫌伺いです。心理的に安心を与えることです。……」と考えられることを必死に並べ，先輩は「そうそう」とうなずいていました。そして，最後に筆者に一言。「それはね，全部合っているんだけど，私は，ABCDEアプローチのA（airway：気道）だと思って，患者さんに話しかけている」と言われた時には，「なるほどね！」という文字以上の衝撃を受けたことを覚えています。そんな，体験を学習者にさせてあげると，きっと指導者として絶大な信頼を得ることができるのではないかと思います。

　聴き上手さん＋意味づけ屋さん。これは指導者として相当な武器になると，筆者は思っています。「根拠は？」と聞きまくるのは誰でもできますが，看護行為の意味づけをしてあげる先輩になってもよいのではないでしょうか。日頃から自分の看護の意味を考えて，ぜひとも「意味づけ屋さん」を目指してみましょう。

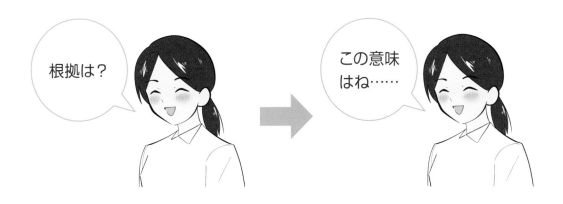

丁寧な言葉を用いて明確にメッセージを学習者に伝える

　ここまでできれば，相当な聴き上手さんになっているはずです。次は自分の考えを学習者に伝えるだけです。ここでいう「丁寧な言葉」とは，単純な言葉遣いだけでなく，学習者の理解が容易になるようなメッセージであることも含みます。次のイラストを見てください。

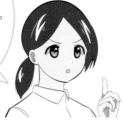

例1

あきさん、この患者さんだけど、CKDで、週3回HDしている人なの。ブラッドアクセスは左手にあるから、採血は右手でお願いね！

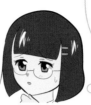

CKDって何だっけ？HDって何となく透析？ブラッドアクセス？まぁ、採血は右手ってことは分かったけど、ちゃんと日本語で話してほしいなぁ

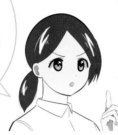

例2

さやかさん、この間教えたけど、膀胱留置カテーテルの挿入時には、最初に気をつけることがあったじゃない。きちんと守ってよね！

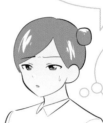

えーっと。すみません。気をつけます

この間って何だっけ？最初に気をつけること？教えてくれればいいのに…

　どうでしょうか？　このやりとりで、指導者は円滑となるようなコミュニケーションはとれているでしょうか？　2つの例から分かることは、「丁寧な言葉」とは、①学習者に伝わりやすい言葉、②具体性のある言葉になります。

丁寧な言葉＝①学習者に伝わりやすい言葉　②具体性のある言葉

　伝わりやすい言葉という点で言えば、よっぽど有名な英語や略語以外は使用しない方が賢明です。しかし、一般的な略語だと思って使用しても、実はローカルルールだったなんてこともあり、正しい医療用語の使用を心がけたいものです。例えば、東北地方の病院では、手術室を通称"ザール"と呼ぶことが当たり前になっています。手術室入室時間9：00は"ザールイン9：00"です。このことを関東出身の看護師は知らずに、とても困惑していたことが思い出され、「丁寧な言葉」とは学習者が分かる言葉を使うことだと感じた出来事でした。

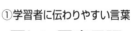

①学習者に伝わりやすい言葉
正しい医療用語を使おう

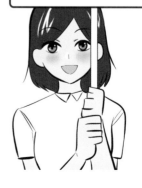

次に，学習者に具体的に示さないと，ほとんどの場合が伝わらないものと考えましょう。「察して」は通用しませんし，「前に教えた」は「伝えた」程度であって，できるようになったではありません。できるようになるまで，丁寧に説明することが重要です。

例2であれば，指導者が「膀胱留置カテーテルを挿入時に，前もって消毒しておくことと，バッグの排液部分を閉めておくことを忘れていない？」と伝えた方が相手に伝わり，丁寧と言えます。

具体性のある言葉を用いるためには，自分で準備しておくことが2つあります。

1つ目は，主な看護業務が，手順やまとまりとして自分の中で整理されていることです。私たちは，手順を暗記して行っているというよりも，経験したことを整理して効率良くできるようにして頭の中に持っています。逆に手順を覚えていない，まとまりができていない事柄に関しては，教えることができないと言ってもよいでしょう。ただし，特別なことを覚える必要はありません。日頃の看護業務ができていれば，指導者として問題はないはずです。しかし，場合によっては自分の経験の少ないことを教えないといけないこともあるでしょう。その場合も，焦らなくても大丈夫です。たった一言，「よし，自分も経験が少ないから，一緒に調べてみようか」と笑顔で学習者に伝えましょう。強がって知っているフリをすることが一番やってはいけないことですので，素直に，学習者と共に学ぶことにしましょう。それだって立派な「丁寧」です。

2つ目の準備は，学習者のことを考えて丁寧に説明することです。"学習者のことを考えて"とは，日頃から学習者に関心を持つことです。このことは，「自発的に関係性を構築するために学習者に興味関心を寄せる」（P.33～34）で解説します。

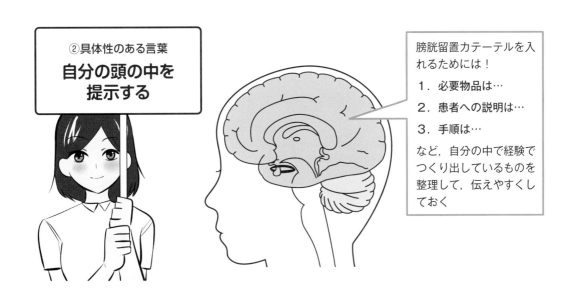

②具体性のある言葉
自分の頭の中を提示する

膀胱留置カテーテルを入れるためには！

1．必要物品は…

2．患者への説明は…

3．手順は…

など，自分の中で経験でつくり出しているものを整理して，伝えやすくしておく

学習者には愛を持ってかかわろう

　新人看護師が，続けてインシデントを起こしてしまうと，病棟内で「できの悪い新人看護師」，私服や化粧が派手だと，「不真面目な看護師」といった目で見てしまうことはないでしょうか？　このように何かしらのラベルからレッテルが貼られ，心理が誘導されてしまうことをラベリング理論[19]と呼びます。

　指導者が新人看護師と接する際に，この新人看護師は「できが悪い」というラベルを貼ってしまい，この新人看護師に対して，教えてもあまり成長しないだろうといったような期待度の低い状態で接すると，その期待どおりに新人看護師が成長しないことがあるとも言われています。この「期待」と「成果」の負の因果関係を，ゴーレム効果と呼びます。

　「期待」と「成果」に因果関係があるのであれば，その逆もまた成立すると考えられており，それをピグマリオン効果[19]と呼びます。ピグマリオン効果は，指導者の期待によって学習者の能力が向上するという心理的効果のことです。実証された効果ではないとの意見もありますが，指導者が学習者の成長に期待をかけることで，学習者もその期待に応えようとしますし，逆に期待されていないのが伝わってくるようであれば，やる気が出るわけもありません。

　見た目，何度かのミスなどでラベルを貼ってしまいがちですが，学習者が早く一人前となり，できる看護師になれば，みんなの業務負荷が軽減されますし，患者ケアの質担保にもつながります。どんな学習者であっても，必ず成長するという愛情を持って指導にあたってみてください。「あなたにならできるよ」と時に伝えてあげて，小さなことでもよいので，できるようになったこと・うまくいったことは，「できたね」「うまくいったね」と伝えてあげてください。そうすることで学習者の自己効力感が高まり，やる気が促されます。

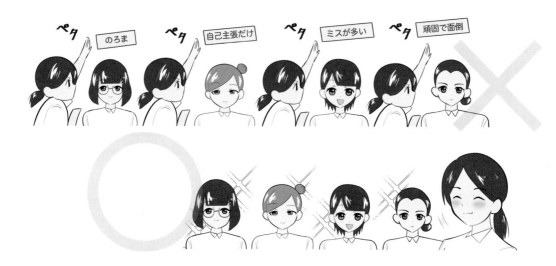

良好な信頼関係を築く

「良好な信頼関係を築く」ために必要な行動

- ☐ 指導者の価値観を押しつけずに学習者の多様な価値観を認める
- ☐ 仕事に対する真摯な姿勢を示す
- ☐ 自発的に関係性を構築するために学習者に興味関心を寄せる
- ☐ 感情を適切にコントロールしかかわる

指導者の価値観を押しつけずに学習者の多様な価値観を認める

ここでは，最初に次のやりとりを読んでみてください。

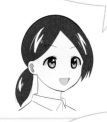
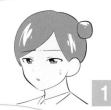
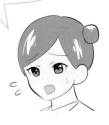
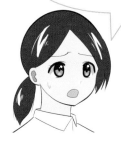
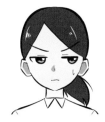
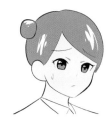

このやりとりを読んで，どのように感じましたか？　価値観が異なる2人が真っ向からぶつかっている感じがありますね。これでは，信頼関係どころではありません。自分にとっての常識をいつのまにか拡大解釈し，それは他人にとっても常識だと思い込んでしまっていて食い違いが発生しているのです（専門用語で信念対立と呼びます）[20]。

　指導者の持つ，「こうあるべき」という価値観は，学習者の主体性や柔軟性を阻害することがあります。少なくとも，自分で「こうあるべき」という感情は見直すことをおすすめします。指導者は学習者よりも上の立場のことがほとんどですので，この事例の行き着く先は，さやかさん（学習者）が不満ながらに昼休憩の一部を使って調べるということになりそうです。これでは，さやかさんとゆかりさん（指導者）の今後の関係性は大変なことになると予測されます。

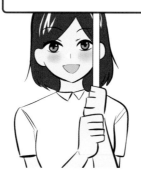

「こうあるべき」
という価値観は
今すぐリセット！

　この事例の場合，さやかさんは「調べません・やりません」と言っているわけではありません。ただ，昼休憩は休ませてほしいということを言いたいのです。ゆかりさんは「患者のため」が一番。さやかさんは「休憩することだって重要」と思っています。ただ，価値観がゆかりさんと異なっているだけと言えます。学習者が真に学ぶべき内容に向かうことができていれば，方法論は一様ではないはずです。富士山の山頂に登るルートは大きく4つありますが，ゴールは同じです。

　人は自分のことは正しいと思いがちですが，指導者として，多様な価値観があることを認める必要があります。認めるとは，言葉だけでなく，態度でも否定しないことが求められます。例えば，一方的に言いたいことを伝えるのではなく，まずは，学習者の価値観を引き出すところから始めてはどうでしょうか。その上で，学習者の価値観に沿って自分の考えも伝えるようにしましょう。さきほどの例では次のページのようになるかもしれません。

このことは，患者さんのことだから，昼休憩にでも調べるという手もあるけどなぁ。さやかさん，どうしようか？（相手の考えは？）

え？　でも昼休憩は休憩ですから，そこは，きちんと休みたいです

1 2
3 4

だよねぇ。（共感・認める）休憩はやっぱり必要だよね。じゃあ，お昼休み後に時間を作るから，その時間で調べてみようか

ありがとうございます。後で調べたいと思います

　どうでしょうか？　「これは私の考えだけれども，○○はこういう方法もあったと思う。あなたはどう考えたのかな？」など，「自分はこう思う。あなたは？」と，互いの気持ちを出せるようにすることが認めるということになります。そして，この事例に関しては，昼休憩は休憩したいと言っているので，労務時間内として，患者のことを調べる時間を作る工夫や支援が必要になります。

　価値観は，同じ場所，同じ環境にいると，それが当たり前となってしまい気づかないことが多いのが特徴です。この事例は新人看護師の話でしたが，価値観の相違は，他施設や他部署から異動してきた看護師とも発生しやすいです。同じ看護師なのに，同じ病院なのに，なぜこんなに違うのだろうかと思うことはよくあるのではないでしょうか。迎え入れる側の指導者は，いわばホームにいるので，周りには同じ価値観を共有できるスタッフが多くいます。一方，他施設や他部署から異動してきた看護師にとってはアウェイとなります。そのような状況では，かなりの孤独感に苛まれることもあると思います。

　学習者の価値観をとらえることはもちろん，今一度，「もしかしたら自分の思い込みではないか？」ということを自問自答してみてください。そして，自分の価値観の違いを短所や欠点としてとらえてしまう傾向も多く見られます。しかし，短所と長所は表裏一体でとらえ方の問題です。短所を長所にとらえるリフレーミング（**表2**）というトレーニングをすることもおすすめです。

表2 ● リフレーミングの例

短所	長所	短所	長所
いばる	自信のある	気性が激しい	情熱的・感情豊か
控えめ	謙虚	こだわる	最後までやり通す
偉そう	物知り	自慢する	自己主張できる
おしゃべり	社交的	生意気	自立心がある
考えが浅い	率直・楽観的	のんびりした	おおらかである
頑固	一貫性がある	面倒くさがり	細かいことにこだわらない
感情的	人情がある		

仕事に対する真摯な姿勢を示す

　まずは，こんな指導者を想像してみてください。

・あいさつをしない

・遅刻が多い

・患者のことを真剣に考えていない

・仕事を他のスタッフに割り振り，自分は仕事をしない

・職場に対する不満をあちこちで話して，同意を得ようとする

・何か失敗しても，謝らない・言い訳ばかりする

・急変が起こると，「他の患者さん見てくるねー」と，いつもいなくなる

　どうでしょうか？　このような行動を日頃からしている人が指導者というのは，どうも納得できないような気がしませんか？　真摯の真とは「まことの」，摯とは「まじめ」という意味ですので，「本当にまじめな様」という意味になります。つまり，良好な関係性を築くためには，専門職としてロールモデルになるような振る舞いが求められます。周りのスタッフはあなたの人となりをシビアに見ていると思った方がよいと思います。基本的なことですが，あいさつを求めるのであれば，まずは自分からした方が，相手にとっても話しやすいはずです。昔は「あいさつは後輩から」ということもあったかもしれませんが，今はそんなことはありません。職場に対しての不満があるのであれば，相応の場所と人に建設的な伝え方をして改善を促進することが必要です。建設的な伝え方とは，否定ばかりするのではなく，代替案を出したり，前向きに物事をとらえたりすることのできる伝え方です。「○○さんにこんなこと言われてさー。むかつくよねー」などあちこちに話すよりも，「こんな失敗をしてしまった。でも，こんな改善案を次にしてみよう」と感情的に沈みながらも，真剣に次のことを考える方が，人間として信用できることは想像できます。どんなことを考えていて，どんなことに困っているのかという，「自分をさらけ出す」ことも，信頼獲得には重要です。

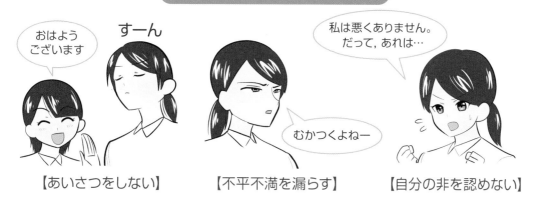

【あいさつをしない】　【不平不満を漏らす】　【自分の非を認めない】

　もしかしたら，遅刻が多くても，患者のことを真剣に考えていなくても，教え方が上手な指導者もいるかもしれません。しかし，本当の意味で信頼を得ることは難しいと考えます。仕事に対する真摯な姿勢とは，これらが問題なくできていることが求められます。社会人として，専門職として，そして組織人としての行動を今一度振り返ってみましょう。

自発的に関係性を構築するために学習者に興味関心を寄せる

　以下の状況を少し想像してみてください。

今日はクリスマスなのに，運悪く夜勤です。気の利く当直の医師がケーキを買ってきてくれました。みんなで食べることになりましたが…

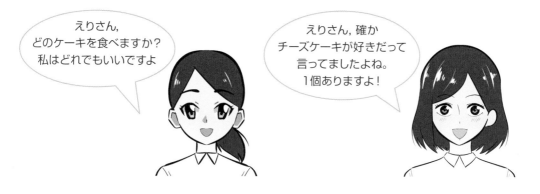

　ゆかりさんとのぞみ先輩，どちらがあなたにとって好感度が高いですか？
　どうでしょうか？　どちらも悪くないのですが，特にのぞみ先輩の方が好感度が上がりませんか？　きっと「おや，のぞみ先輩は私の好みを覚えてくれていたんだ…」と自分に関心を持ってくれていることを喜びます。前述した「丁寧な言葉」は，その人に理解できることを考えて，分かりやすいメッセージを送ることでした。そして，「多様な価値観を認める」にも，学習者の背景や，好み，考え方，価値観など日頃からその人に興味を持っていないと，その人にちょうど良い指導ができない可能性があります。

指導する際にも，学習者がどこまでできるようになったのか，病棟の教育担当者に相当する人から情報を日頃から得ておくことも効果的だと思われます。看護実践においても患者の個別性を大事にして看護計画を立てるわけですから，学習者の個別性を知るためにも，自ら積極的に学習者とコミュニケーションをとることを心がけることがとても重要です。具体的な行動例としては，毎朝必ず笑顔であいさつを行い学習者の様子を観察する，昼休憩時に隣に座り近況の話をするなどです。じっくり難しい話をする必要はありません。質より量で勝負して，警戒心を下げることから始めましょう。

ただ，最近の昼休憩はスマートフォンとにらめっこしている人も多いので，どこまで話すのかということも考えものです。同じように，飲みニケーションという言葉もだんだんと使われなくなってきました。忘年会スルーなど，職場のコミュニケーションについては，学習者に合った新たな方法を構築していく必要がありそうです。"価値観を押しつけない"とも関係してくるのですが，すぐそこにいるのに，スマートフォン越しにコミュニケーションを図るなんてことも，当たり前になるかもしれません。

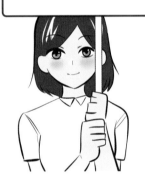

信頼獲得への
コミュニケーションは，
まずは質より量！

感情を適切にコントロールしかかわる

感情もさまざまで，喜怒哀楽と言ったりしますが，指導の時に現れやすいのは，主に怒りが多いと思われます。では，次の事例で望ましい対応を考えてみましょう。ゆかりさんとのぞみ先輩，どちらが指導者として信頼を得ることができそうでしょうか？

事例 新人看護師のあきさんは，忙しさで焦っており，
輸液を確認せずに別の患者に投与してしまいました。その報告を聞いた指導者は…

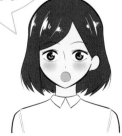

はぁ？
何でそんな間違いしたの？
ルールで決まっているじゃない！
この間も同じような…
（続く）

え？　分かった。
輸液は何を間違えたの？
うんうん，じゃあ，投与を止めて，
まずは医師に報告しよう

これものぞみ先輩の方が信頼を得ることができそうです。この事例では，新人看護師あきさんが，手順を省略してミスをしており，あきさんの不手際には違いありません。しかし，「怒る」ことは指導には不要です。なぜならば，「指導した内容＜怒られた」になってしまうからです。怒られた方は人格を否定されたかのように感じることもあるので，ネガティブにしか作用しません。「失敗したらどうしよう」という恐怖が先立つと手技を習得する障害にもなります。さらには，失敗したことを指導者に隠そうとするようになるかもしれません。そのため，指導者として感情をセルフコントロールすることは必要不可欠な基盤です。

●アンガーマネジメント

感情を落ち着かせる具体的な方法としては，「アンガーマネジメント」があります。アンガーマネジメントとは，怒らないことを目的とするのではなく，怒る必要のあることは上手に怒り，怒る必要のないことは怒らなくて済むようになることを目標とした管理方法[21] です。

アンガーマネジメントによると，怒りのピークは6秒間だと言われているため，この6秒間怒りを抑えることができれば，怒りに任せた衝動的な行動を抑えることができます。つまり，自己の負の感情を6秒間抑え，冷静な言動を取る必要があります。また，指導している時に，確認として行う「分かった？」という問いに対する返答としての「はい」や「分かりました」はほとんど「聞こえました」と同じと考えてください。「『分かった』って言ったのに，何でできないの！」という怒りは無意味です。それよりもどのように分かったのか，冷静に学習者に質問した方が効果的です。自分の思い込みや「こうあるべき」という先入観と，学習者が乖離した時に怒りが出やすいこともあるので，大事なことは忍耐強くしつこく，伝えましょう。真偽はさておき，習慣化するためには66日かかるという言葉もあるくらいなので，2～3回伝えたぐらいでさじを投げないように長期戦でいきましょう。

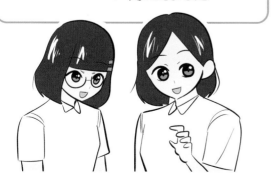

分かりました ≠ できるようになった
≒ 聞こえました

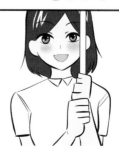

怒りは，ピークを乗り切り，怒りの元となった感情と向き合い，冷静な対応を心がける

●筆者のおすすめ感情コントロール

　筆者のおすすめの気の持ち様が2つあります。1つは「自分はまだ教えていなかったのか？」です。相手にも言い分があり，もし教えられていないことで失敗していて，叱られるようなことがあれば，これほど理不尽なことはありません。もしくは自分が教えたつもりになっているだけかもしれません。教えていない（もしくは相手が教えられていないと思っている）のであれば，また教えるだけでよく，感情を使う必要はないはずです。

　もう1つは，「なるほど，それは斬新だね！」と思うことです。斬新とは，「発想が独自で，それまでに全く類のないさま」（デジタル大辞泉）のことです。「なるほど，斬新だねぇ」と1回言っておくと不思議なことに思い込みと怒りが緩和されるような気がしています。ほとんどのスタッフのびっくり行動には悪意がありません。怒りは2次感情とも言われていて，その怒りの元には，患者の安全が守られなくなる不安，伝えたいことが伝わらないもどかしさ，などの感情があります。6秒間の我慢，「教えたっけ？」と「斬新だね！」で冷静に感情をコントロールし，前向きで理知的に行動できるように頑張りましょう。

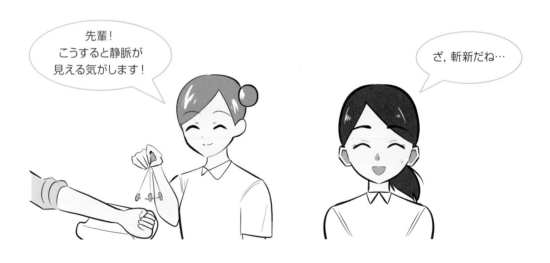

コラム&Tips ③ 学習者の意欲をくすぐろう！

皆さんも最初は特に興味はなく半ば仕方なく始めたけれど，だんだんと興味がわきハマってしまったもの，ルーチンとなっていることがあると思います。このように，手段や義務ととらえていた行動が，それ自体が目的となり，いつの間にか自発的に行うといった意欲が生まれていくことがあります。意欲をかきたてる動機づけは，報酬や賞罰などの外的な動機（外発的動機）づけと興味や関心などの自発的な動機（内発的動機）づけがあります。両者は，完全に分けられるものではなく，連続していて変化していくものという考え方もあります[22]（**図1**）。

最初は，ミスして怒られないために，先輩に言われて仕方なくといった罰や義務感からの学習であっても，うまくその学習の必要性を感じてもらい，さらには学習する価値を感じてもらうように働きかけることで，看護師としての成長を促せる可能性があるということです。

もちろん，頑張ってもうまくいかない，やる気を出しても誰も認めてくれないというような経験を何度もしてしまうと，「頑張っても仕方ない」という無力感を逆に学習してしまうこともありますので，適切な支援が必要となります。また，内発的動機づけの段階で，自分が好きで学習していることに対して過剰に褒めたりすると，逆にやる気をなくしてしまう場合もあります。さじ加減が難しいところもありますが，動機づけの変化をうまく使い，学習者の意欲をくすぐってみてください。

図1 ● 動機づけの変化

	非動機づけ	動機づけなし
外発的動機づけ	外的調整	報酬や罰によって
外発的動機づけ	取り入れ	義務感によって
外発的動機づけ	同一化	必要性によって
外発的動機づけ	統合	目的や価値観と合致
	内発的動機づけ	やりがい／楽しさ

指導観を持ってかかわる
～あなたにとっての「指導」とは何かを考えよう！

> **「指導観を持ってかかわる」ために必要な行動**
>
> ☐ 指導する上で大切にしていることの記述や表現ができる
> ☐ 学習者中心に指導をとらえる

指導する上で大切にしていることの記述や表現ができる

　指導観を持つことは，専門職者として学習者に指導する上で必要です。その上で，学習者に対してそれらを言語化し表現することも求められます。

　少し思い出してみましょう。職場のスタッフの中で，こんな人はいませんか？

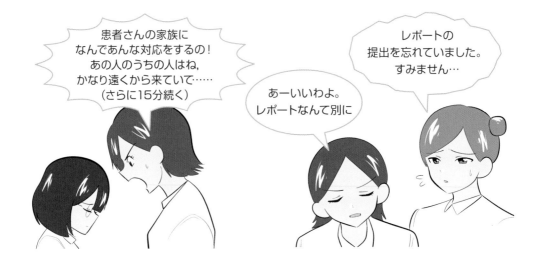

　また，患者の困ったことに関して，とにかく熱心に対応する特徴のある人はいないでしょうか？　もちろん，患者の困り事に対応するのは当たり前なのですが，特に強く指導するスタッフのことです。逆に少し冷めた視点で，患者のことを考えてはいるが，俯瞰的にとらえる視点で指導することを特徴とする人はいないでしょうか？

　筆者の場合，指導する際に大事にしていることは「楽しい」という点です。これらが，指導観になります。もちろん楽しいだけで，学習できていなければ意味はありません。しかし，どうせ学ぶのであれば，楽しい方が覚えるはず，できるようになるはず，という思いから来ています。そのために，前述の「恐怖を与えないこと」や「大変だけど面白いかもしれないと思えるような指導方法」を考えて対応しています。「学ぶ楽しさ」以外にも，前述したように指導を行う上でさまざまな大切にしていることがある

表3 ● 学習者中心と指導者中心の比較

学習者中心	指導者中心
能動的	受動的
個別的な学習	一斉講義
学習者の背景・学習準備状態	共通化された背景・一般論
個別的な目標	一般的な目標

と思います。指導観を持つためには，これまで自分が学んできたこと，経験してきたこと，学習者にどうなってほしいのか？　自分の考え方など，自分自身に対して問いかける作業が必要です。なぜ，看護師になったのか？　何を大事にしているのか？　学習者にどうなってほしいのか？……難しいかもしれませんが，今一度自分にとっての看護と指導を振り返ってみませんか？

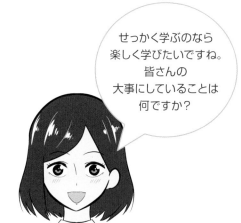

せっかく学ぶのなら楽しく学びたいですね。皆さんの大事にしていることは何ですか？

学習者中心に指導をとらえる

　学習者中心に指導をとらえることは，学習者の学びを高めるために必要不可欠です。学習者中心とは，具体的にどのようなことを指すのでしょうか？　表3を確認してみてください。

　どうでしょうか？　表の左右どちらの指導が多いでしょうか？　臨床でよくあるのが，教育といったら，一斉講義で教えることかもしれません。しかし，学習者はさまざまな背景を持っており，個別的にそれぞれ学習できるようにすることが理想です。理想に近づくためには，学習者自身も，学ぶ目標や理由を明確に持たないと，能動的な学びにはつながりません。指導者は，ただ一人前になることや，仕事ができるようになることだけではなく，「看護師としてなぜその技術が必要なのか？」という意義を伝える必要があると思います。

　「意味づけ屋さんを目指そう」の項（P.25）で筆者の先輩がしてくれた「airway」の説明もそうですが，例えば清拭する際は，ただ清拭するのではなく，清拭しながら患者の観察，病気や家族・医療者に対してどのようなことを思っているのかなど，情報収集の場でもあることを伝える必要があります。目的と意義は，学習者が能動的に学ぶきっかけになることがあります。もしかしたら，指導者として，当たり前だと思って学習者にかかわっていることが，学習者中心でないかもしれないという考えもどこかで持っておいてもよいと思います。

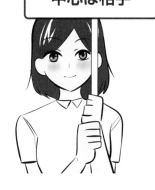

教育も看護と一緒！中心は相手

「おとな」の教育と「子ども」の教育は
ちょっと違う

　物事を教わることで習得する「子ども」に対し，「おとな」は教わるのではなく自
ら物事を学び，研究と探求によって習得することができるという特徴があります。お
となへの教育は，子どもに対する教育と区別されています（専門用語では，「成人学
習」や「アンドラゴジー」）と呼ばれます）[23]。

　「おとなは教わるのではなく自ら物事を学び，研究と探求によって習得することが
できる」という部分が重要なのですが，皆さんはどうでしょうか？　教わらないと何
もできないという状況に陥っていないでしょうか？　「教えてもらってないから，で
きない」「知識がないので，まずは教えてほしい」といった言葉をよく聞きますが，
これは「教わることで習得する」という子ども状態であって，おとなになりきれてい
ない人なのかもしれません。「いやいや私は院外のセミナーなんかに行って，有名な
先生の講義を聞いてます！」と言う人もいるかもしれません。もちろん，知識をイン
プットすることは良いことです。でも，その講義を次の日，1週間後，1カ月後にど
んな内容であったかを細かく説明できるでしょうか？　インプットしただけでは定着
しにくく，インプットしたものをスループット（考える）し，アウトプット（自分の
頭の中の知識や思考を表現）するということを何度も繰り返さなければ，実践能力は
高まりません。ここが，探求の部分とも言えます。

　おとなの学び方の特徴を子どもの教育（難しい言葉では「ペダゴジー」）と比較し
たものが**表4**になります。ぜひ皆さんも「おとなは教わるのではなく自ら物事を学び，
研究と探求によって習得」を体現し，おとなへの階段を上ってください。

表4 ● おとなの学び方と子どもの教育の特徴

	おとな（アンドラゴジー）	子ども（ペダゴジー）
概念	・自己決定性を持つ存在 ・能動的な学習者	・依存的な存在 ・受動的な学習者
経験の役割	・経験が豊富で，すでに学習資源となる経験がある（経験の利用価値が高い）	・経験が少なく，教育者の経験が優先される（経験の利用価値が低い）
学習へのレディネス※	・社会的役割や直面する課題・問題を解決する上で学習の必要性を感じる際に生じる	・発達段階に応じて学ぶべき課題がある
学習への方向づけ	・先を見越した知識やスキルの習得よりも直近の課題・問題を解決する上で役立つ知識や技術を得るために学ぶことが多い	・将来の準備として学ぶことが多く，知識や技術を実践に活かすまでには時間差が生じる
動機づけ	・内的な刺激や好奇心	・外的な報酬や賞罰

※学習活動に効果的に従事することを可能とする学習者の心身の準備状態

指導者に必要となる能力の
開発・維持・向上に取り組む
〜必要な取り組みを明確にしよう！

「指導者に必要となる能力の開発・維持・向上に取り組む」ために必要な行動

- ☐ 学習者を観察し適切なレディネスの理解に努める
- ☐ 教育分野の変化や動向を察知する
- ☐ 指導分野の知識やスキルを常に磨いている
- ☐ 自分の指導を振り返る

学習者を観察し適切なレディネスの理解に努める

　この項目は，前述の「自発的に関係性を構築するために学習者に興味関心を寄せる」（P.33〜34）とも関連する項目です。学習者はそれぞれレディネスが異なることを知っておく必要があります。レディネスとは，学習活動に効果的に従事することを可能とする学習者の心身の準備状態を指します。

　例を示すと，3カ月後ぐらいに，病院バレーボール大会があるとします。自分はバレー経験者で，できれば優勝を狙いたい！　なんて思ったとします。すると，チームメンバーを集める時には同僚に「バレーやったことある？」と聞くことが予測されます。そして，練習する時には，誰がどのぐらいまでプレーができるのか？　ということを確認してから，練習することになると思います。いきなり「バレー経験者の全力アタックを受け止めろ！」という雑なことはしませんよね。そんなことをしたら，練習から逃げ出す人もいるかもしれません。

　日常の指導に関しても同じことが言えます。質問してもよいですし，日頃から観察して，学習者のレディネスを確認できるようにしましょう（**図2**）。この時，学習者の知識や経験だけでなく，気持ちを確認することも必要になります。人は感情に左右されることが多々あります。何らかの理由で乗り気でないということもあるでしょう。学習者が乗り気でない理由についても，指導者は対応する必要があるかもしれません。

教育分野の変化や動向を察知する

　教育分野の変化や動向を察知することは重要です。しかしながら，私たちは看護師ですので，今働いていることに関連した情報などは積極的に得ようとしますが，教育分野のことに関しては，なかなか手が回らないということも多いかもしれません。だ

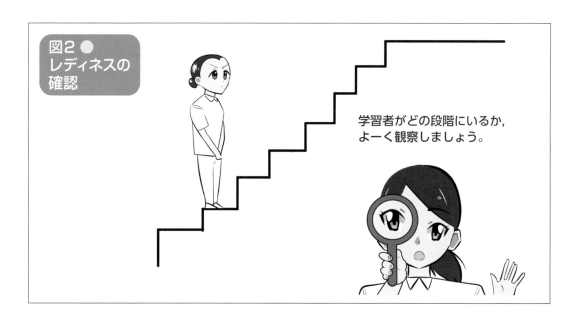

図2 ● レディネスの確認

学習者がどの段階にいるか，よーく観察しましょう。

からこそ，効率的に教育分野の変化や動向を確認する必要があります。おすすめの情報媒体については**表5**を確認してください。

　代表的な情報媒体を示してみましたが，すべての媒体を確認する必要も，常に意識する必要もありません。たまに思い出して「そういえば？」と確認してみてはどうでしょうか？

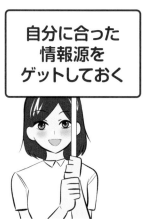

自分に合った
情報源を
ゲットしておく

指導分野の知識やスキルを常に磨いている

　また，ちょっと思い出してみてほしいのですが，仕事で少し余裕が出てきた時に，指導者によっては，「この人の指導方法は，少し古くないか？」とか「え，この指導者まだこんなことしてるんだ」と思ったことはないでしょうか？　常に知識やスキルをアップデートすべき理由は2つあります。

①専門職として腕を磨く責務がある

　「看護者の倫理綱領」条文8[24]には，「看護者は，常に，個人の責任として継続学

表5 ● 情報媒体

情報媒体	特徴
看護系月刊誌	メジャーな雑誌が数冊あり，教育系の連載や特集が組まれたりします。かなりメジャーになってから掲載されることが多いので，最低ラインの知識は得られます。
書籍	月刊誌ではなく，新人指導や看護師の教育に関して書かれた書籍です。月刊誌よりも，情報の鮮度は落ちますが，その分しっかりと記載されていることが多いです。
論文	かなり新しいことが記載されています。ただし，新しいが故にすべてを導入できるわけではなかったりします。少しハードルが高めかもしれません。
学会	各種学会でも「教育系」の発表があったり，「教え方」などをテーマに教育セミナーを行ったりすることもあります。お金はかかりますが，観光がてらいかがですか？
Web検索	検索するといろいろなことが出てきます。看護だけではなく，ビジネスマン向けにもさまざまなコンテンツがありますが，信頼性という点では，他の媒体に劣ります。もちろんしっかりしたものもあります。
院内 eラーニング	病院が契約しているeラーニングの会社があれば，そこに並んでいるコンテンツから，何となく最近の教育の動向が分かることがあります。お金がかからないので，確認しておいても損はありません。
SNS	Facebookなどで，さまざまな医療教育系のグループが情報を発信しています。ここに登録するのもありです。
院内教育担当に質問	少しハードルが高いかもしれませんが，もし院内にいれば，聞いてみても損はありません。対話を通して，得られることも多いと思います。

習による能力の維持・開発に努める」とあります。専門職であれば，知識やスキルのアップデートは当たり前でしょうということが書いてあります。新採用者のオリエンテーションなどでも話されることがある項目なのですが，なかなか実際に腕を磨くことができていないかもしれません。

②知識やスキルが古いと，学習者が混乱する

　教える役割を任された時，きっと多くの人は「私にはまだ分からないことが多くて，無理」と思ったことでしょう。しかし，すべてを知らなくても，自分が日頃行っていることは，教えることができます。

　膀胱留置カテーテルの挿入を例に挙げると，準備から後片付けまで，何も見なくて

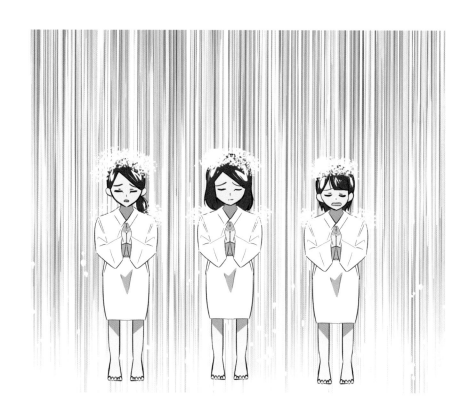

もスラスラと手順や注意点が頭に入っていると思います。これを学習者のレディネスを考えながら伝えればよいわけです。指導がうまくなってくると、「学習者がこのあたりで失敗するぞ」とか、「ここはだいたい上手にできる」というコツみたいなものも出来上がってきます。しかし、手順などが古い、もしくは間違っていると、学習者に伝えることはできても、いつもと違う方法に学習者は混乱してしまいます。これでは、教えない方がよいくらいです。

　以上のことから、常に腕磨きが必要になるわけです。大変なことかもしれません。でも、大丈夫です。既にこの本を読んでいる時点で、かなり指導の知識やスキルについて磨くきっかけになっています。安心して学習を続けてください。

自分の指導を振り返る

　第2章も最後になりました。皆さんは、自分の指導を日々振り返ることはありますか？　指導した後に、後輩にこう言えばよかった、あの時こうしておいたら、もっと理解してもらえたかもしれない…と考えることはあるでしょうか？　新人の指導後に新人のやったことを一緒に振り返ることがあると思いますが、指導者も振り返ることで自分の成長を促すことができます。経験を振り返り学んでいくという循環型サイクルとして「経験学習モデル」（**図3**）と呼ばれるものがあります[25]。

　放っておくと「ただの経験」ですが、実際の体験を振り返り、何か教訓をつかめば、

図3 ● 経験学習モデル

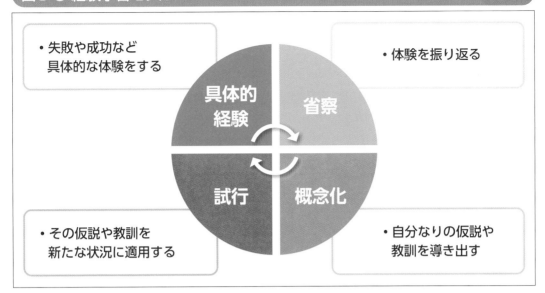

体験を学びにすることができます。指導時に何がよかったのか，悪かったのか？　改善点はどこなのか？　を考えてこそ，成長するのです。

　例えば，学習者がうまくできなくて落ち込んでいる時に，指導者としてどこができなかったのかを確認し，「そのポイントは難しくて，よく間違うところなんだよ。テキストには書いてないんだけど，うまく行うコツはね…」などと説明し，学習者が納得して笑顔で帰ったとします。指導者として振り返り，「自分のコツを示すことは，指導の時に有効なようだ」と教訓を得ることができれば，次の指導時に使う武器が１つ増えたことになります。逆に悪い教訓も出てきて，次は気をつけようなどと思うこともあるでしょう。落ち込むことも必要ですが，前向きに振り返りをして使える武器をどんどん増やしていきましょう。

挑戦し，振り返り，楽しむことが学習

　同じ経験をしても，その機会から学ぶことができる人とできない人がいるのは，皆さんもうなずくことだと思います。では，なぜこのような違いが生じてしまうのでしょうか？　それは，「経験から学ぶ力」に違いがあるからです。経験から学ぶことを研究している松尾は，「適切な『思い』と『つながり』を大切にし，『挑戦し，振り返り，楽しみながら』仕事をする時，経験から多くのことを学ぶことができる」としています[26]。これは，少し背伸びして挑戦的な課題に取り組み，自分の実践を振り返りながら，その中にやりがいや意義を見つけることができれば，人は成長できるということです（**図4**）。

図4 ● 経験から学ぶ力のモデル

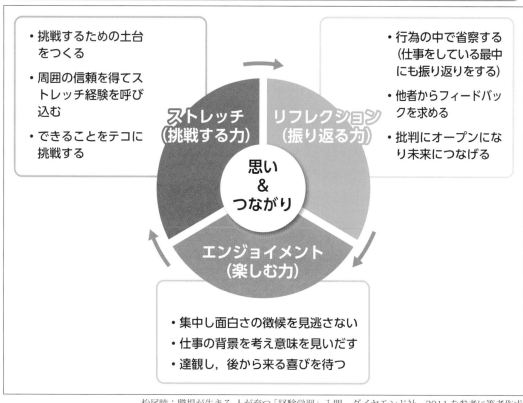

松尾睦：職場が生きる 人が育つ「経験学習」入門，ダイヤモンド社，2011.を参考に筆者作成

知識確認クイズ

Q1 円滑なコミュニケーションを行う上で, 適切ではない説明はどれでしょう?

1. コミュニケーションを行う上で, 自分の行っている看護の意味を説明できることは, 大きな意味を持つ。

2. 相手の伝えようとしていることを理解するためには, 聞いたことを自分なりに解釈して, 相手に確認してみるということも必要である。

3. 積極的な傾聴とは, 質問をなるべく多くして, 学習者の情報を多く取得することである。

4. 丁寧な言葉とは, 敬語を使うことや品位のある言葉を使うことだけではなく, 相手に伝わる言葉や具体性のある言葉を使うことである。

Q2 良好な信頼関係を築く上で, 適切な説明はどれでしょう?

1. 多様な価値観を認めるためには, 自分の考えを俯瞰的に見る能力があった方がよい。

2. 学習者に興味関心を寄せるためには, 積極的に飲み会や食事などに誘い, 自分の経験を伝えることが重要である。

3. 仕事ができれば, 日頃多少の粗暴な言動などがあっても仕方がない。

4. 怒りはコントロールできないものなので致し方ない感情である。

Q3 指導観に関して, 適切ではない説明はどれでしょう?

1. 学習者中心とは, 学習者になるべく負担なく学習することを考えることである。

2. 指導観とは, 指導する際に大事にすること, 学習者にどうなってほしいのかを示す言葉である。

3. 一斉講義は多くの学習者を対象にできるメリットがあるが, 学習者個々に合わせやすい教育活動とは言えない。

4. 「新卒の看護師は, まだ社会人としての基礎ができていない。そこを育ててあげることで, 看護師としても育っていくので, 私はそこを大切にしたい」という考えは指導観と言える。

Q4 指導者の姿勢として, 適切ではない説明はどれでしょう?

1. 指導者として自分の能力開発のために, 書店に置かれている雑誌から読み始めるのもよい。

2. 看護師の仕事は, 経験させないと身につかないので, とにかく学習者に実践させていればよい。

3. 看護職が専門職と考えるのであれば, 常に腕を磨く努力はするべきである。

4. 自分の指導を振り返ることも重要である。

知識確認クイズの解答

Q1の答え　3

1. 適切

　P.24～25では，聴き上手と意味づけについて紹介しています。比較的高度なコミュニケーション技術なのですが，看護の意味を伝えてあげると，学習者は感銘を受けたりすることもあり，非常に大きな意味を持ちます。

2. 適切

　相手が言おうとしていることを，自分で解釈して言い換えなどをして，「○○って○○ということ？」などと示すことは，学習者にとっては「この人は私の言いたいことを分かってくれている」という思いにつながります。

3. 不適切

　積極的な傾聴とは，根掘り葉掘り聞き出すことではなく，学習者が思いを伝えられるような，言葉ではないメッセージを送ることになります。その方法は，「うなずき」であったり，発言を促すような「あいづち」，そして「態度」になります。

4. 適切

　丁寧な言葉とは，敬語などは当然として，学習者に分かりやすく，かつ具体的であることが必要であるとP.25～27に示されています。自分の頭の中を整理して伝えやすくしておくことが重要です。

Q2の答え　1

1. 適切

　価値観は無意識下にあるもので勝手に正しいと思い込みます。その思い込みを自分で否定することは，なかなか難しいです。そのため，意識して「待てよ？　自分の考えは大丈夫？」と幽体離脱した感じで考える能力があった方がよいです。

2. 不適切

　相手に興味関心を寄せることは重要なことです。飲み会や食事などはどの学習者にでも使えるわけではなくなってきました。中には，飲み会が苦手な場合や，人とのコミュニケーションが苦手（看護師としてどうかと思いますが…）という場合もあるので，絶対に適切とは言えません。

3. 不適切

　仕事ができれば許される，というわけではありません。他者からの視線は常に感じてほしいです。

4. 不適切

　P.35で紹介したアンガーマネジメントの内容です。ほとんどの怒りは6秒間抑えることにより，衝動的な行動はしなくなると言われています。怒りもうまくコントロールしてかかわることが，指導者に求められます。

Q3の答え　1

1. 不適切

学習者中心とは，負担ではなく学習効果を考えた内容になります。おとなの学習には大小はあれども，一般的に痛みが伴います。そのため，楽をさせることが学習者中心とは言えません。

2. 適切

あまり聞かない言葉かもしれませんが，指導観は問題文のとおりです。

3. 適切

一斉講義は一般的ですが，学習者のニーズや好みの学び方はそれぞれ異なります。本当の学習者中心とは学習者への個別対応と言えるでしょう。

4. 適切

指導観はそれぞれ異なります。問題文のような考えも指導観と言えるでしょう。

Q4の答え　2

1. 適切

看護系の雑誌にも，教育・指導に関する内容が書かれたものが多くあります。まずは，自分がとっつきやすいものから始めることも，指導分野の知識やスキルを磨く第一歩です。

2. 不適切

このような指導者を見かけることがあります。確かに経験は大事なのですが，レディネスを確認せずに「経験しないとできない」ということを盲信するのは，いささか雑です。そのため，指導者として学習者の学習準備状況を確認してから，経験してもらうことにしましょう。

3. 適切

専門職として，「看護者の倫理綱領」の内容も鑑み，さらに学習者のことも考えると，常に看護師としての腕を磨くことは適切であると考えます。

4. 適切

指導しっぱなしではなく，その後が最も大事です。「自分の指導を振り返る」というプロセスをたどることで，新たな自分を探し，指導者としてさらなる発展をしましょう。

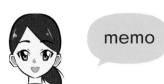

第**3**章

教える前に要チェック！
指導に必要な計画と準備

OJTにおける指導は，臨機応変さが求められることもありますが，どんな看護師を育てるためのOJTなのか，どんな学習にするのか，どんな指導が効果的なのかを教える前に考えておく必要があります。

「指導に必要な計画と準備」に関するスキルは次の4つです。

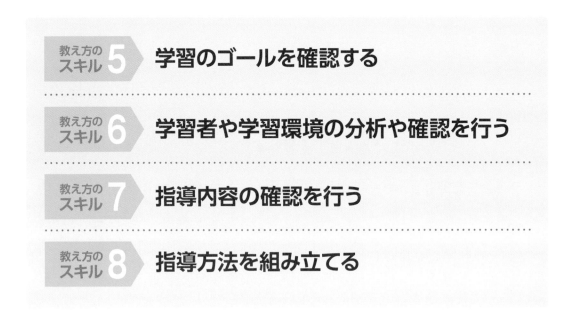

教え方のスキル	5	学習のゴールを確認する
教え方のスキル	6	学習者や学習環境の分析や確認を行う
教え方のスキル	7	指導内容の確認を行う
教え方のスキル	8	指導方法を組み立てる

教え方の スキル 5 ▷ 学習のゴールを確認する

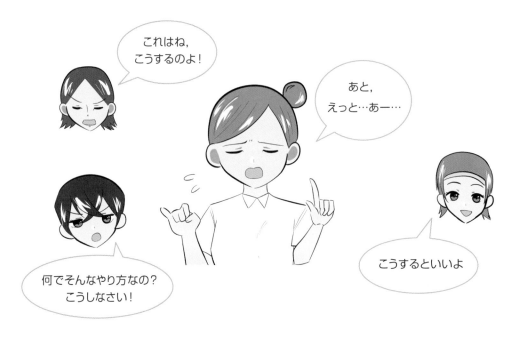

学習目標を確認するのはなぜ？

　現場では，何か新しいことを学習者が経験したり，まだ経験が浅くフォローが必要な時に，指導者として学習者の支援を行うことがあると思います。その際に，教えることの終着点（ゴール）をしっかりと確認できていないと，何を教えたらよいのか，どうやって教えたらよいのかが分からないといったことが当然出てきます。中には，経験があり，○○の技術，○○の看護と教える内容のテーマが分かっていれば，目標を確認しなくても教えられると思う人がいるかもしれません。確かに自身の経験から教えられるかもしれませんが，それによって起こるのが，前ページのイラストのような「先輩によって言うことが違う」という状態です。このような状態を回避するために必要となる行動が「指導する項目内容の学習目標を確認する」ことです。

> ### 「学習のゴールを確認する」ために必要な行動
> ☐ 指導する項目内容の学習目標を確認する

　指導するにあたり，すべてを教えてあげたいと熱が入ったり，いろいろと気になることがあったり，下のイラストのように「あれも」「これも」一度に教えたくなることはよくあると思います。いろいろと指導することは，もちろん悪いわけではありませんが，人は一度に記憶できる範囲が限られていると言われています[27, 28]。そのため，一度にいろいろなことを教えようとするのではなく，日を改めて教えるといったように，分散させて学習させる方が，長期的には学習効率がよくなります。また，指導したいことがいっぱいあったとしても，学習目標が確認できていると，それに照らし合わせて優先度や重要度の高い指導項目に絞ることができるようになります。

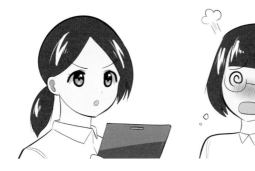

学習目標を立てる時に確認すべき3つのポイント

　先輩看護師によって，指導される内容が違うというのは，皆さんも経験したことがあるのではないでしょうか。これはもちろん，先輩看護師も悪気があってのことでは

ありません。こうなる原因は，指導の際に組織や病棟として求めている学習目標をしっかり確認できていないことにあります。また，学習目標を知っていても，指導者によって何ができたらOKとするのかなど，解釈の仕方が変わってしまうことも，人によって指導が変わる原因となります。

次に，目標Aと目標Bの2つの目標を示します。

目標A：消化器外科術後の看護ができる

目標B：消化器術後患者を受け持つために，術後の合併症を何も資料を見ずにすべて述べられ，実際の患者でその項目を観察し，看護記録に残すことができる

目標Aは，よく見かける目標で一見問題ないように見えます。しかしながら，どの程度の理解を求めているのか，何ができたらOKと判断してよいのか分かりません。一方，目標Bは，何を，どの程度まで学べたらよいのかという"目標行動"が明らかであり，目標が達成できたかどうかを評価することができます。

学習目標に求められることは，「その目標にたどり着いたかどうかを，どうやって確かめたらよいのか」という"評価条件"がはっきりしていることです。目標Aでは，到着したかどうかを確かめるために，学習者に「できた？」と尋ねたとしても，「できた」かどうかは，実際の実践行動を見てみなければ分かりません。1対1でのフォローができ，実践場面を観察することができる場合は，ある程度判断できるかもしれませんが，何をどの程度「理解」しているのかを確かめる方法は多様にあり，人それぞれに考え方も異なるため評価ができません。目標Bの場合，術後の合併症がすべて述べられたらOKという"合格基準"がよく分かります。また，組織・病棟の状況によっては，1対1の付きっきりでフォローすることが難しいところもあると思います。このような場合，目標Bのように，実践結果を記録として残してもらうことで確認することができます。明確な目標があれば，評価方法が簡単に導き出せることになります。

学習目標を確認する際は，①目標行動，②評価条件，③合格基準の3つを押さえる。

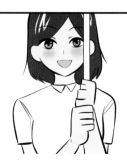

表1 ● 学習目標の明確化

目標行動

第1のポイントは学習者のどんな行動が観察できればOKとするかを確認することです。

「理解する」「～のアセスメントができる」「～の看護ができる」という目標は，よく見かける目標です。学んでほしい内容の意味としては，何ら問題はありません。しかし，「理解する」「アセスメントができる」ということは学習者の頭の中（脳の記憶）のことで，外からその変化は観察できません。また「～の看護ができる」では，何ができたらOKなのか分かりません。そこで，「理解した」「アセスメントできた」のかを確認できるように「述べる」や「記載する」という表現にすることで，行動で確認できるようにしたり，「合併症」というように，どんな看護ができればOKなのかといった具体的な項目の確認を行ったりします。

評価条件

第2のポイントは，OKとする条件を確認することです。目標Bにおける条件は「何も資料を見ずに」という部分にあたります。これは，患者の前で，資料を見ながら観察しているような状態では，OKとは言えないからです。もちろん，何かしらのスケール（例：GCS）など，ポケットからさっと出して確認しながらでも問題ないものであれば「資料を見て」という条件となります。

合格基準

第3のポイントは，どれくらいできていれば，目標が達成されたと判断してよいのか，基準を確認することです。目標Bの場合は，「すべて」という部分がそれにあたります。「発生し得る合併症のうち5つ以上は」と設定することもできます。このような数以外の基準として，「○分以内で」といった時間を設定することも考えられます。現場では，時間内に業務を終えることも重要ですので，「○分以内で」できたらOKとするという基準も非常に重要な視点です。

前述のように学習目標を設定する際のポイントは，①目標行動，②評価条件，③合格基準の3つです（**表1**）。学習目標の設定は，教育・研修責任者や教育担当者の仕事です。しかし，教育・研修責任者や教育担当者も必ずしも「教え方」を専門に学んでいるわけではないので，3つのポイントが定まっていないかもしれませんし，学習目標自体も提示されていないかもしれません。そのような場合は，看護師長などの教育・研修責任者や教育担当者に確認してみることが重要です。

教育は「しおり」づくりが大切！

　小学生のころを思い出してください。遠足に行く時には、「遠足のしおり」といったものがあったと思います。懐かしいですね。

　この「遠足のしおり」は、生徒が安全かつ確実に目的地に行って帰ってこられるように、先生が下見などをしてつくっています。しおりには、どの交通手段を使い、どこを経由地として、目的地に至るのか、どの場所で点呼を取るのか、持参物は何かなどが書いてあったと思います。

　実は、教育計画もこの「遠足のしおり」づくりと似ています。教育も、どんな人を育てたいのか（目的）、目的に至るにあたりどんな学習目標を立てるのか（経由地）、目標を達成したかどう確かめるのか（点呼）、どんな方法を用いるのか（交通手段）をしっかりと定めて、それぞれの整合性を整えることが重要です。

　しかし、多くの教育・研修は、目的はあれど、目標があいまいであることに加え、その目標に到達したのかを確認していないことが多いのです。旅であれば、目的地や目標がない、あてのない放浪旅も一興かもしれませんが、組織内の人材育成がそれでは困ります。臨床では指導のしおりを毎回つくってはいられませんが、指導の際には、次の３つのポイントを常に意識してかかわることが大切です。

①どこまで到達してもらうのか　（学習目標）

②到達しているのかをどうやって確認するのか　（評価方法）

③到達させるためにどんな経験をさせるのか、どんな指導をするのか　（指導方略）

　学習目標やその日の到達点が明確になれば、自ずと評価方法は決まってきます。遠足で目的地に向かう方法がいろいろとあるように、目標に到達させる方法も一つではありません。あれこれと指導を工夫しかかわっていくと、自分の得意な指導方法やある程度の学習者のタイプ別に指導方法が身についてきます。

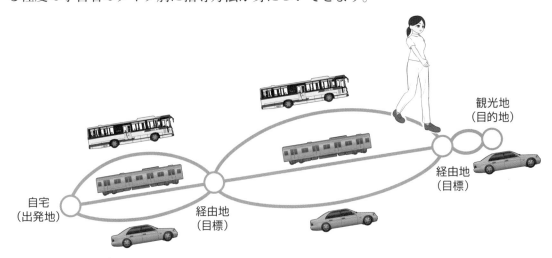

学習者や学習環境の分析や確認を行う
～教えるための環境を整えよう！

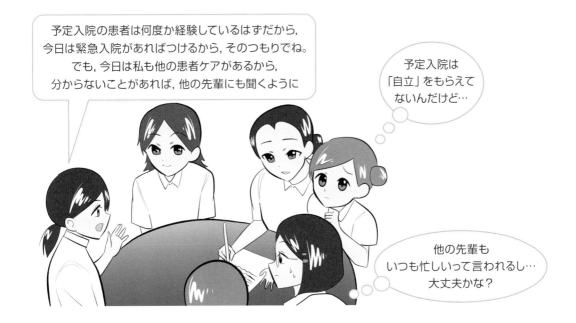

予定入院の患者は何度か経験しているはずだから，
今日は緊急入院があればつけるから，そのつもりでね。
でも，今日は私も他の患者ケアがあるから，
分からないことがあれば，他の先輩にも聞くように

予定入院は
「自立」をもらえて
ないんだけど…

他の先輩も
いつも忙しいって言われるし…
大丈夫かな？

なぜ環境を整える必要がある？

　病棟では，新人看護師や部署異動してきた看護師も看護の一要員であり，早くその病棟で必要な看護を身につけてもらわなければなりません。学習者個々のペースに合わせて指導を進められるに越したことはありませんが，そうは言っていられないのが実情だと思います。

　昨今，看護師の離職は病院にとって頭を悩ます問題です。看護師の離職の理由は，1位：出産・育児，2位：結婚，3位：他施設への興味，4位：職場の人間関係，5位：超過勤務が多いとの報告があります[29]。4位と5位の内容は違いますが，どちらも職場でのストレスが原因だと言えます。また，1位の出産・育児，2位の結婚についても，職場での不満やストレスがあるから出産・育児，結婚を機に離職という決断をする人もいます。上のイラストは，新人看護師や若手看護師によく見受けられる状況なので，些細なこととか，こんな状況は当たり前，ととらえる人がいるかもしれませんが，このようなストレスが蓄積することで，不満そして離職へと進んでしまうかもしれません。

ちょっと背伸びした経験をさせることの重要性

　「学びとリスク」に関して，**図1**の状況で説明されることがあります[30]。これは，学習者の置かれている状況を3つに分けて表したものになります。1つ目の「快適空

図1 ● 学習者の置かれる空間

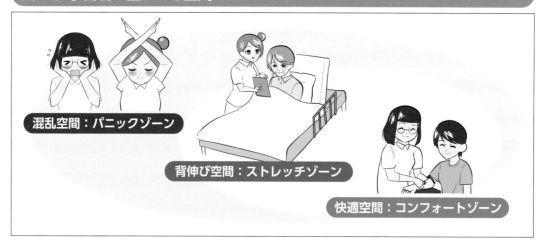

混乱空間：パニックゾーン

背伸び空間：ストレッチゾーン

快適空間：コンフォートゾーン

間」とは，文字どおり，学習者にとって何のストレスもない状況です。この状況では，学習者は，新しいこととの出会いはなく，日常のルーチン業務をこなし，ただ時間が流れているという状況です。ここには，学びはなく，挑戦もありません。対して2つ目の「背伸び空間」は，学習者に新しい経験があり，それらへの適応や対処を求められる状況です。ここでは「ストレッチ」という言葉の示すとおり，学習者には「挑戦」が求められ，「学び」が生まれます。3つ目の「混乱空間」では，対処の難しさ・複雑さが自分のレベルに合っておらず，「不安」や「恐怖」に苛まれている状況です。このような状況に身が投じられると，パニック状態に陥ってしまいます。

　この説明で伝えたいことは，「背伸び」する経験を与えることの重要性です。「背伸び」をもう少し詳しく説明すると，「自力では難しいけれど，誰かの協力があればできるかもしれない」という領域のことです（専門用語で「発達の最近接領域」と呼びます）。指導者として，学習者の「自力でできること」と「指導者や先輩看護師などの支援があればできること」を見極め，後者に適した課題を出します。それによって，学習者の成長が促されます。いわば成長の伸びしろです。指導者の支援スキルが重要となり，代わりにやってしまうと当然意味がありません。

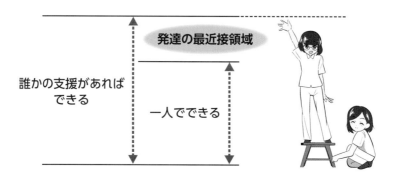

発達の最近接領域

誰かの支援があればできる

一人でできる

　これに必要となるのが，次の3つの行動です。

- □ 学習者の学習進捗状況を確認する
- □ 学習者の学習方法の好みや意欲を把握する
- □ 指導するにあたって, 対象患者, 看護師配置, 時間, 場所, 物品などの条件を確認する

学習者の学習進捗状況を確認する

　学習目標を達成するためには, 学習者の状態を知る必要があります。学習者の学習進捗状況を確認するのは, 背伸び空間を把握するためです。しかし, 何となくの思い込みや誤解, 認識の甘さによって, 実際の状況と外れてしまうと, 背伸び空間ではなく, 混乱空間や快適空間に陥ってしまうことになります (**図2**)。学習者の状態は, 学習目標に関連する内容について, どの程度経験しているか, どの程度知っているかということを, チェックリストなどで確認する必要があります。また, チェックリストなどが存在しない場合は, 教育担当者や指導者間の情報共有にて確認します。教育担当者や指導者間での情報共有もできないとなると, もう学習者に状況を聞くしかありません。勤務が始まる時に, その日の学習目標や内容を学習者と共に確認します (「学習者と共に学習目標を決定することができる」の項〈P.90〉参照)。そして, チームステップス (Team STEPPS) などの医療安全でも紹介されている, ブリーフィング (業務開始前の打ち合わせ), ハドル (業務途中での協議・相談) という時間を持つことです。これらは, 皆さんが部活動などで経験したスポーツの試合でも行われていますので, その応用と考えてみてください。

図2 ● パフォーマンスGAP

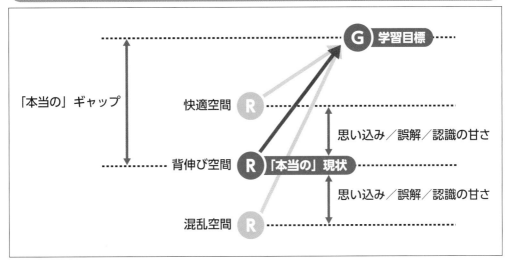

ブリーフィングでは，学習者に質問し，理解度を確認します。もし，その時に患者の安全を守るために必要不可欠な知識が抜けているようであれば，その場で伝えるか，調べてから実践に臨むようにします。

　ハドルについては，なかなか決まった時間を取れないかもしれませんが，スタッフステーションに居合わせた時などの時間を利用して，学習者の状況を確認します。臨床では，最後に振り返りを行うこともあると思いますが，これはデブリーフィングにあたる場面になります。

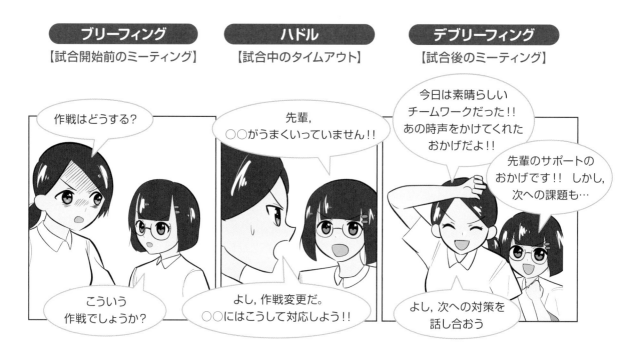

　学習目標には，病院や病棟が掲げる組織として身につけておくべき「やるべき目標」と学習者の成長の余地としての「やれる目標」のほか，学習者自身が「やりたい目標」があります。まずは，「やるべき目標」に到達するために指導を行います。その中で，「やるべき目標」が学習者の実情と大きく離れている場合は，細かい「やれる目標」を設定してあげる必要があります。「やれる」かどうかの判断には，「教え方のスキル④ 指導者に必要となる能力の開発・維持・向上に取り組む」（P.41）で解説したとおり，学習者を観察し適切なレディネスの理解に努めるという行動が活きてきます。

学習者の学習方法の好みや意欲を把握する

　また，やるべきことを効果的・効率的に身につけてもらうためには，学習者の学習方法の好みや意欲を把握する必要があります。皆さんにも自分自身の学び方があると思います。学び方としては，さまざまな枠組みがありますが，VAKTモデル（表2）は好みの学習スタイルを視覚型，聴覚型，運動感覚型，触覚型に分けたものです。学

表2 ● 学習スタイルと活かし方

学習スタイル	特徴	学習スタイル	特徴
V：視覚型	ノートなどに書かれた視覚情報に最も効果的になじむ	K：運動感覚型	身体全体を動かすことに最も効果的になじむ
A：聴覚型	話を聴くことが最も効果的になじむ	T：触覚型	触覚をうまく使い集中力を高めようとする

L.タンブリン，P.ウォード共著，植野真臣監訳：大学生のための学習マニュアル，P.74〜76，培風館，2009.を参考に筆者作成

習は，指導者側が「こうやって指導しよう」と決めるテーラーメイドではなく，学習者に合った指導法を選択するオーダーメイドであるべきですので，学習者の好みを把握しておくことは有用となります。

　ただし，学習者もさまざまな学び方を経験してきているので，**表2**に示した活かし方が合わない人がいる一方で，本来の好みではない学習スタイルでも学べる人もいます。VAKTモデルは，なじむ学習スタイルと言えますので，指導がうまくいかない時のヒントとして，活用してみてください。

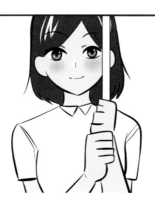

学習者が普段どんな勉強の仕方を
しているのかもチェック

指導するにあたって，対象患者，看護師配置，時間，場所，物品など の条件を確認する

　これまでは，学習者自身にまつわる確認事項の解説をしてきました。指導するにあたっては，対象患者，看護師配置，時間，場所，物品などの条件を確認することも欠かせません。現場で必ず守らなければならないのが，患者の安全・安楽です。「1人の看護師が受け持つ患者数が，患者の死亡率に影響する」との報告もあります[31]。臨床で指導をする際，指導者は自分自身も患者を受け持ちながら指導をすることが多いと思います。そうなると，自分の受け持ち患者以外の患者のことにも気を配らなければならない状況ですので，自分の担当患者へのケアの質を低下させることにもなりかねません。そのため，指導する内容に挑戦させる十分な環境があるのか，十分な環境がない場合，どの時間であれば，誰に支援を求めればリスクを減らせるのか，そういったことも考えた上で，指導に臨む必要があります。

　そうは言っても，人手不足で調整できないという実情もあると思います。そのような状況の中でできることとしては，どこまで任せられるのか，注意してフォローや指導をしなければいけないのはどこかを見定めて効率よい指導をすることです。そのためには，やはり学習者の学習進捗状況を確認しておくことが重要となります。

ジェネレーション・ギャップを乗り越えよ！

　「団塊の世代」「氷河期世代」「ゆとり世代」などの"世代区分"は聞いたことがあると思いますが，「X／Y／Z世代」というものもあるそうです。今は，**表3**の4世代が一緒に働く時代です。個人によってもちろん差異はありますが，世代間の特徴をつかんでおくことで，臨床での指導に活かせることがあるかもしれません。

● Y世代の学習における特徴[32]

- 一度に複数の仕事をこなすことを得意とする
- Webでの学習を好む
- 間違いから短時間で学ぶという特徴がある（ビデオゲームの影響と考えられている）
- 便利で効果的であるという理由から，自分のペースをコントロールできる自己主導的な電子媒体での学習をする
- チャットやブログといったソーシャルメディアが重要な学習様式となっている
- 小グループ学習に慣れている
- 一方的な講義や，フィードバックがない教育を嫌う
- 学習に効率性を求める
- ハンズオン（体験学習）で学ぶ時は，自分に必要なタスクに直接関係する内容が良いと考える

● Z世代の学習における特徴

　Y世代に比べ，YouTubeや学習アプリ／インタラクティブゲームといったオンラインツールを介した学習形態をより好む傾向にある一方，Y世代ほど自主学習を好まず，教師主導の学習形態やクラスメイトと直接協力して進めるグループ学習を好む傾向にある[33]といったことが挙げられます。

表3 ● 現在働いている世代の分類
●ベビーブーム世代＝1945～1964年ごろの生まれ
●X世代＝1965～1979年ごろの生まれ
●Y世代＝1980～1995年ごろの生まれ
●Z世代＝1995年以降の生まれ

リンダ・グラットン著，池村千秋訳：ワークシフト―孤独と貧困から自由になる働き方の未来図「2025」（Kindle版），P.43 ～ 44，プレジデント社，2012.

指導内容の確認を行う
～何を教えるのか？　指導内容を確認しよう！

「指導内容の確認を行う」ために必要な行動

☐ 指導する具体的な内容を確認する

☐ 指導内容の順序立てを行う

指導内容の確認，順序立てはなぜ必要？

　学習のゴールの確認，学習者や学習環境の分析・確認ができたら，次は指導する具体的な内容を確認し，教える順序立てを考えます。最初から難しい課題に挑戦させても，不安を招いたり，あまりにもできないと自信を喪失したりするだけですので，小さなステップを踏みながら学んでいけるように指導内容の順序立てを行うことが大切です。

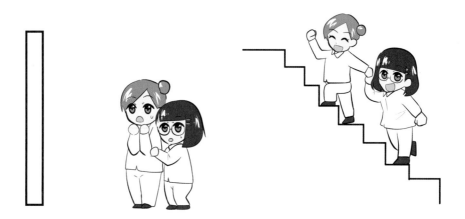

　採血をする場面を例に考えてみます。採血の手順も順序となりますが，最初は目視でもある程度太い血管が確認できる人から始め，徐々に血管が細くかつ目視では確認できないような難しい人で行うといった順序立てが考えられます。症例に当てはめるのであれば，比較的単純な疾患の症例→複雑な疾患・病態を合併している症例，軽症→重症へといったことも順序立てとなります。

　指導する具体的な内容の確認については，看護技術のような手技的なものであれば，看護手順などで具体的な項目や実施の順番を確認できると思います。しかし，「○○の看護」を指導する場合には，そこに複数の観察項目，観察から得られた情報の判断，そして必要な行為の選択と実施，といったさまざまな知識や思考や行為が含まれてい

図3 ● 呼吸苦を呈している患者を受け持つのに必要な知識の例

患者が呈している呼吸苦（息がしんどそう）に対する評価に必要となる情報が挙げられる

原因疾患・病態が挙げられる

〈呼吸器系〉
- 上気道狭窄・閉塞
- 気道狭窄
- 呼吸器感染症
- 肺うっ血
- 緊張性気胸／気胸
- 肺血栓塞栓症

〈循環器系〉
- 急性心筋梗塞
- うっ血性心不全
- 心タンポナーデ
- 不整脈

〈代謝系〉
- 代謝性アシドーシス
- 甲状腺機能亢進

〈心因系〉
- 心理的興奮

〈脳系〉
- 脳ヘルニア
- 頭蓋内圧亢進

〈その他〉
- 貧血
- 運動

しんどい息を示す症状・徴候が挙げられる

〈SpO₂〉

〈努力呼吸〉
- 鼻翼呼吸
- 肩呼吸
- 陥没呼吸
- 頭部周囲の筋肉の緊張
- 発汗

〈呼吸数〉

〈異常呼吸パターン〉
- 奇異性呼吸
- 下顎呼吸
- チェーンストークス呼吸
- 群発性呼吸
- 中枢神経性過呼吸
- 失調性呼吸（ビオー呼吸）

〈異常呼吸音〉
- 呼吸音の亢進・減弱・消失
- 副雑音
  粗い断続性副雑音
  細かい断続性副雑音
  低調性連続性副雑音
  高調性連続性副雑音

図4 ● 呼吸苦を呈している患者を受け持つのに必要となる思考と行為の例

患者のしんどそうな呼吸に伴う症状・徴候（情報）を基に情報収集・アセスメントができ，原因別の対処行動を記述することができる

疾患・病態ごとの対処行動が判断できる

迅速な対応が必要な徴候から疾患・病態を判断できる

詳しいフィジカル・イグザミネーションからしんどそうな呼吸の原因となる疾患や病態が判断できる

迅速な対応が必要な徴候とそうではない徴候を判断できる

"しんどそうな呼吸"を評価するために何を診るべきかを判断できる

| 前提条件 | フィジカル・イグザミネーションの４つが言える | SpO₂値は何を示すか言える |

ます。指導するにあたっては，まず指導者自身が「○○の看護」は，どんな知識や思考，行為で成り立っているのか，そしてどんな順序でそれが行われているのかを理解できていなければなりません。そこが明確になっていれば，教える時もその順番で教えればよいということになります。

例えば，呼吸苦を呈している患者を受け持ってもらうとなると，**図3**のような必要となる知識および関連知識が列挙できます。

次に実際に，その患者を受け持った際に必要な思考や行為を考えると，**図4**のようになります。

こうやって書くと，指導者はエキスパートにしかできないととらえてしまう人もいるかもしれません。ですが，他人に教える（説明する）ことは，自分自身の理解を促進することにもなりますし，誰しもが最初からエキスパートではありません。「共育」という言葉どおり，共に育みながら，指導を行っていけばよいと思います。

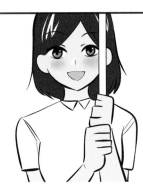

教える内容全体をチェック
その後に，教える順番を決める

他愛もない会話から看護師が育つ！

"分からないことがあった時，時間外に同僚や先輩看護師にちょっと聞いてみる"

"ある業務の進め方について先輩看護師のやり方を観察する"

"「あの先生にこんなことで怒られた」「あの時さ～」と昼休みにその日にあったことについて会話をする"

こういったことは，日常的に見られる光景ではないでしょうか？

「学ぶ」ことの支援として，臨床での指導や研修，自己啓発として参考資料を渡す，学会参加をすすめるといったことを思い浮かべる人も多いと思いますが，時間外での相談や昼休憩の何げない会話も，実は皆さんの学びになっているのです。しかしながら最近は，休憩室でもみんなスマートフォンを操作していて，めっきり会話が少なくなってしまっているような気がします。

学校教育では，クラスメイトが学習に与える影響に関する研究が数多くあり，クラスメイトは，他の学習者に対して，社会的比較，精神的支援，知識の再構築に影響を与える存在でもあると言われています。また，友人関係であれば，支え合いや助け合いの度合いが高くなり，友人関係が良好であると，学習の機会が増し，結果として学力を高めることにつながるとも言われています。これは職場でも同じことが言えそうではありませんか？

休憩は個人が自由に使ってよい時間ですので強制することはできませんが，休憩中やそれ以外の時間でもスタッフ同士のコミュニケーションが促進する仕組みを考え，導入することも立派な学習支援です。ということは，今は死語かもしれない「飲みニケーション」も学習のうちかもしれませんね。

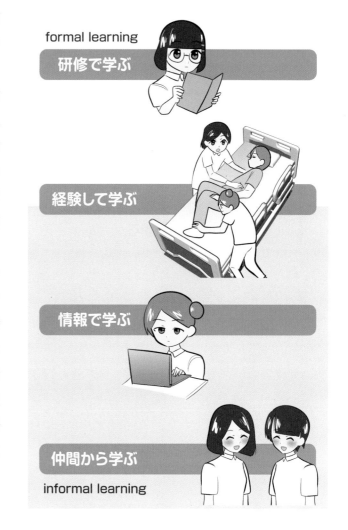

formal learning

研修で学ぶ

経験して学ぶ

情報で学ぶ

仲間から学ぶ

informal learning

指導方法を組み立てる
～どうやって教えるのか？ 指導方法を選ぼう！

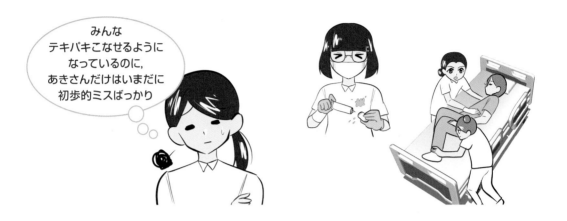

みんな
テキパキこなせるように
なっているのに，
あきさんだけはいまだに
初歩的ミスばっかり

　上のイラストのように，同じように指導しているのに，できる看護師とできない看護師がいて，できない看護師にイライラすることはどこにでもあることです。これは，学校教育の中でも，同じ授業を受けているのに，成績の良い人とそうでない人がいるのと同じことです。早く一人前になってもらうための指導方法を組み立てるのに必要な行動は次の3つです。

「指導方法を組み立てる」ために必要な行動

□ 学習内容に必要となる情報を提示できるように準備する
□ 学習成果や学習者の状態に応じた効果的な指導方法を検討する
□ 評価方法を確認する

学習内容に必要となる情報を提示できるように準備する

　「教え方のスキル⑥ 学習者や学習環境の分析や確認を行う」の「学習者の学習方法の好みや意欲を把握する」の項（P.60～61）でも解説したように，学習者にとっての効果的な学び方は人それぞれです。また，学力や一般的な知能指数の幅が非常に大きいのが，臨床看護師の特徴でもあります。「できる・できない」は学習者の能力によるところもありますし，専門職業人としては学習者の能力は評価されるべきところだと思います。しかし，指導者側としては，できないことを学習者のせいにしていては指導者とは言えません。そこで提案したいのが，「できる・できない」を能力の差としてとらえるのではなく，学習に必要な時間に対して学習に費やされた時間の割合

図5 ● キャロルの時間モデル

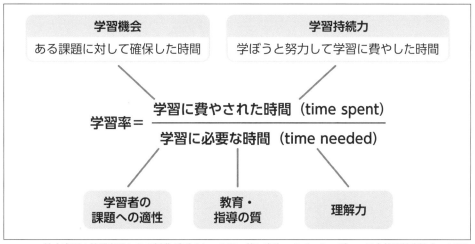

学習機会
ある課題に対して確保した時間

学習持続力
学ぼうと努力して学習に費やした時間

$$学習率 = \frac{学習に費やされた時間（time\ spent）}{学習に必要な時間（time\ needed）}$$

学習者の
課題への適性

教育・
指導の質

理解力

鈴木克明：放送利用からの授業デザイナー入門～若い先生へのメッセージ～，日本放送教育協会，1995.

としてとらえる考え方です[34]（**図5**）。

図5の式で考えると，分母の「教育・指導の質」の向上も重要ですが，分子も指導者が大いに工夫できるところです。言い換えると，その人に見合った学習時間を与えてあげることになります。臨床での指導のメインは，やはり実践場面を介した指導となるため，学習となる場（実践や技術練習など）を提供してあげることが重要ですが，学習者の理解を促すためには，必要となる情報を提示できるように準備することも必要になります。これは，何か新しいものをつくらなくても，チェックリストやマニュアルや専門誌，これまでの勉強会の資料などでも大丈夫です。

人はこれから学ぶ内容のテーマや要約を先に見ておくと，理解がしやすくなると言われています。これは専門用語で先行オーガナイザーと呼ばれるものですが，いわゆる予習です。また，学習者の学習の助けになるものを提示しておくと，実践後の復習にも役立ててもらうことができます。必要となる情報を準備し，提示できるようにしておくことで，学習者に実践場面以外でも学習に費やす時間が確保されるようにすることも支援の一つとなります。

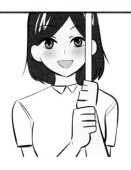

人によって学習ペースは違う
その人ごとに必要な学習時間を確保してあげる

図6 ● 認知的徒弟制

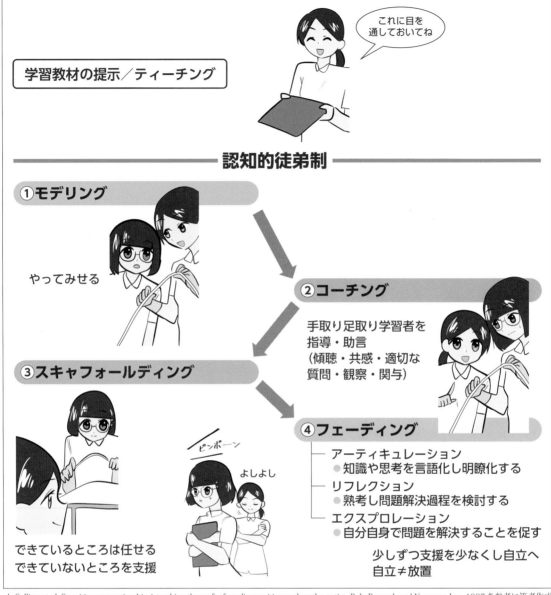

A. Collins, et al. Cognitive apprenticeship：teaching the craft of reading, writing and mathematics. Bolt, Beranek and Newman, Inc., 1987.を参考に筆者作成

学習成果や学習者の状態に応じた効果的な指導方法を検討する

　前述した分子の部分に加えて，分母の部分に当たる指導の質や，理解力も上げる必要があります。臨床での指導の基本的な流れは，**図6**に示すような「モデリング―コーチング―スキャフォールディング―フェーディング（認知的徒弟制）」[35] が参考になります。ある程度経験のある看護師であれば，知識を得ることでどう実践すればよいかのイメージをつけることができます。しかし，経験の浅い看護師はただ聞いただけでは，どう実践するかのイメージもできません。「教え方のスキル⑦ 指導内容の確認を行う」でスモールステップがよいと解説しました（P.64参照）が，ステップを踏んでいくにもまずは全体像を知ってもらうことが重要です。

表4 ●「からだ」にまつわる学習課題の特徴

課題の性質	筋肉を使って身体の一部を動かす／コントロールする
課題の例	・採血の手技　　・気管吸引の手技 ・胸骨圧迫
目標行動を表す言葉	・行う　　・実施する
適切な学習方法	・身体を使っての練習を繰り返す。複雑な運動の場合，それを構成する 　ステップに分解し，ステップごとに習得させる ・自分がうまくできた時の様子をイメージさせて頭の中でリハーサルを 　行う訓練（イメージトレーニング）をさせる
評価の観点	・実演が基本（「知っている」と「できる」は違う） ・チェックリスト ・正確さ，速さ，スムーズさ
評価問題の例	・実際に手技を実施する（チェックリストで全項目OKなら合格） ・人形シミュレーターで実際に胸骨圧迫を行う（100〜120回/分のリズ 　ムで，5〜6cmの深さ，かつ1回ごとにしっかりと元に戻したマッ 　サージを2分間続けられれば合格）

熊本大学大学院社会文化科学研究科教授システム学専攻ホームページ：ガニェの5分類を参考に筆者作成

　例えば，ジグソーパズルを作る時，完成図を見ながらどこに当てはまるピースだろうと考え，ピースをつなぎ合わせていきませんか？　もし完成図が分からず，ピースだけで完成させろと言われたらどうでしょうか？　完成させられなかったり，途方もない時間がかかったりすることは予想できますよね。ほとんどの看護師が，これまでの義務教育や看護基礎教育で，基本から応用の順序で学ぶことが身についています。しかし，これは，ジグソーパズルで完成図が分からないのに，ピースだけ先に渡されるようなものです。求める看護実践をやって見せ（モデリング），どんな知識やスキルが必要で，どう使っていくのかイメージをまずつかんでもらうことが重要です。

　新人看護師は，基礎教育である程度の知識は学んでおり，ある程度のピースを持っているはずですが，忘れていることもあると思います。また，現場では基礎教育で学んでいない知識やスキルも多くありますので，その時はモデリングの前後で，知識の伝達や予習をしてもらうことも必要となります。コーチングスキルについては，第4章で具体的に述べていきます。

　このように，指導方法の大まかな流れは，モデリング→コーチング→スキャフォールディング→フェーディングとなりますが，習得してもらう学習成果（学習内容の種類）によって効果的な教え方やその評価の仕方が変わります。

　学習成果は大きく分けて，①「からだ」にまつわること，②「あたま」にまつわること，③「こころ」にまつわることの3つに分類されます。

①「からだ」にまつわることの教え方（表4）

　「からだ」にまつわることとは，身体の筋肉を動かし，身体を動かす学習です。看

表5 ●「あたま—記憶」にまつわる学習課題の特徴

課題の性質	指定されたものを覚える（名前，手順）
課題の例	• 手技に必要となる物品　　　• 手順 • 疾患名，病態，合併症
目標行動を表す言葉	• 言う　　　　• 説明する　　　• 列挙する
適切な学習方法	• 覚えるべきことはすべて提示し，頭の中に整理して位置づけられるよう，それらのつながりを明確にする • 新しい情報だけでなく，すでに知っていることとの共通点，あるいは相違点を示す
評価の観点	再認か再生か 　再認：○×方式／多肢選択式 　再生：自由回答／空欄記入式
評価問題の例	〈再認〉 • ピンク色の注射針は，18G，22Gのどちら？ • 気管吸引の合併症として間違っているのは？ 　1．気管，気管支粘膜の損傷　　　2．不整脈 　3．発疹　　　　　　　　　　　4．血圧変動 〈再生〉 • 採血に必要な物品を挙げてください • 気管吸引の手順を説明してください

熊本大学大学院社会文化科学研究科教授システム学専攻ホームページ：ガニェの5分類を参考に筆者作成

護では，採血や気管吸引の手技，胸骨圧迫などが当てはまります。「からだ」にまつわることには，「良くない癖がついてしまうと直しにくい」「学ぶべきことがあまりにも難しいと習得しにくい」といった特徴があります。

　そのため，教える時のコツは，「教え方のスキル⑦　指導内容の確認を行う」でも解説したスモールステップ（P.64参照）で練習や経験を積んでもらうことです。「人は失敗から学ぶ」とも言われます。実技演習であれば，試行錯誤しながら学んでもらうということはできます。しかし，臨床での指導の中で「患者に対して，失敗をしながら試行錯誤」は問題となります。そういった意味でも，スモールステップを踏み習得することが推奨されます。

②「あたま」にまつわることの教え方

　「あたま」にまつわることは，知識を知っているかどうかの「記憶」，区別する，ルールや原理を適用する，問題を解決するといった「思考」，効果的にどう学ぶかの「学び方」の3つにさらに分かれます。

「あたま—記憶」にまつわることの教え方（表5）

　知識を「記憶」してもらう時のポイントも，これまで解説してきたように分散して学ぶことです。人は一度に記憶できる量に限りがありますし[27, 28]，人は，聞いたこ

とのほとんどを忘れてしまいます。ですので，情報過多とならないように指導場面を分けたり，スモールステップごとに分散させた上で学んでもらったり，「この前教えたこと，覚えている？」と，忘れかけているころにもう一度思い出させたりするようなかかわりをすると効果的です。また，知識の丸覚えは，記憶として定着されにくいです。知識は何かに関連づけたり，意味づけしたりすることで覚えやすくなります。有名なのが語呂合わせですが，指導者がその知識にまつわるエピソードを何か添えて伝えてあげると記憶されやすくなります。さらに，実践での失敗の後で必要であった知識を伝えたり再確認させたりするかかわりがより効果的となります。

　知識を伝えたものの，学習者が間違って理解していたり，聞いて理解しているつもりになっていることは非常に多いです。中には，教えたはずなのに，教えてもらっていないといった返答をする人もいますし，教えた知識が違った形で伝わっていることはよくある話です。知識に関する指導をした際は，「今言ったことを自分で説明してみて」など，学習者の理解の程度を確認しておく必要があります。

　臨床では，覚えなければならないことが山のようにあります。でも，それを記憶しておくのは，難しいことも多いです。最初は，あんちょこを学習者につくってもらい，それを見ながらでもよいので，実践してもらうことも一つの方法です。あんちょこの内容は，無理に覚えなくても，普段使う知識であれば，何度か実践を繰り返しているうちに，あんちょこを見なくても覚えることができるようになります。また，普段使う知識ではないけれど，時折必要になる知識というものにもあんちょこは役立ちます。

　現場では，「何で調べてきてないの」「何で覚えてないの」と，少し苛立つこともあるかもしれません。しかし，それは皆さんも同じではないでしょうか？　これまでに何度か経験しているから身についているだけで，経験が少ない事柄に関する知識は「調べていない」「覚えていない」状態ではないかと思います。もちろん，教科書や資料を調べ，全部の知識を覚えることができればよいのですが，大抵の人には無理です。覚えることより，知識が必要になった時の引き出し方を身につけておくことの方が重要だと思います。具体的には，あんちょこを自分なりに作成してもらうことのほか，インターネットで調べる，電子カルテ内のDI（医薬品情報）照会を使う，手順や資料を調べるなどの方法が考えられます。知識の内容や組織のリソース，個人の好みに合わせて，知識をさっと引き出せる方法を提案し，身につけられるようトレーニングしてあげる方がよいと思います。

　また，中には知ったかぶりをする人や，知らないことをスルーしてしまう人もいます。これは，時にインシデント・アクシデントや患者トラブルにつながるため危険です。知ったかぶりする人は，知らないことは恥ずかしいことと考え，自分を優秀に見せたいという心理が働いていることがあります。知らないことをスルーする人は，そ

れによって引き起こされるリスクを自分事としてとらえられていない可能性があります。この心理の部分は後述する「こころ」にまつわることとなりますが、「知識をさっと調べ引き出す」ということを身につけておくことは、知ったかぶり、知らないことのスルーを防ぐことにもつながります。

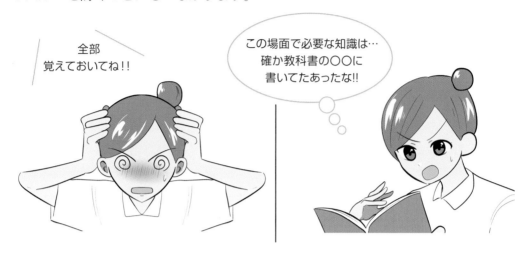

「あたま—思考」にまつわることの教え方（表6）

「思考」に関しては、**表7**のように違いを区別するといった単純なものから、いくつかのルールを組み合わせ問題の解決方法を考えるものまであります。臨床での指導

表6 ●「あたま—思考」にまつわる学習課題の特徴

課題の性質	ある約束事を新しい例に適用・応用する（概念／ルール学習）
課題の例	・採血で穿刺する血管の選択 ・気管吸引の実施 ・患者の健康上の問題をアセスメントする
目標行動を表す言葉	・応用する　　・適用する ・分類する　　・区別する ・解く
適切な学習方法	・単純で基本的な事例から複雑で例外的な事例へ進ませる ・練習でつまずいた時は、ミスの種類に応じて1段下の課題に戻ってやり方を確認してから再度挑戦させる
評価の観点	未知の例に適用させる（再生が基本） 再認→つまずきに応じた選択肢 場合分け（難易度と出題の幅）
評価問題の例	実際の患者の採血で、合併症のリスクが低い血管を選択する 実際の患者の呼吸の副雑音を特定する 事例を提示して、問題点を述べてもらう 　※説明や練習では同じ例を用いない

熊本大学大学院社会文化科学研究科教授システム学専攻ホームページ：ガニェの5分類を参考に筆者作成

の中では，実践する前に，区別できているか，分類できるか，どのルールを適用するか，どうアセスメントし，どうケアするのかを問うことが練習となり，評価ともなります。経験を積んだ看護師であれば，全く初めての状態・状況に遭遇し，新たな解決策を手探りしていくということはほとんどなく，経験の中で培った思考のパターンを駆使して日々実践しています（**図7**）。

　この思考パターンのことを，専門用語ではスキーマと呼びます。さらに，一連のスキーマの流れをスクリプトと呼びます。スクリプトは，いわば台本で，激しい頭痛を訴え運ばれてきた患者を例にすると，バイタルサインの測定をして静脈路確保→尿道カテーテル留置→CT・MRI撮影といった一連の流れのことです。新人看護師や若手看護師に対して，「どうしてそんなことも分からないの」と思うことがあるかもしれません。それは，理解力がないのではなく，思考パターン（スキーマ）が獲得できていないだけです。思考パターンをどれだけ多く持っていて，それをいかにスムーズに駆使できるかが，その看護師の実践能力の高さとも言えます。思考パターンは経験を

表7 ● 思考の階層

複雑さ	種類	性質
単純 ↑ ↓ 複雑	弁別	違いを区別できる 　例）検査値の正常と異常の区別，呼吸副雑音を区別し特定する
	概念	特徴が同じものを特定できる 事例を定義に基づき分類できる 　例）定義に従ってショック状態であると特定する
	ルール	ルール・方法・手続きを具体的な事例に適用する 　例）心停止時に ACLS アルゴリズムを適用する
	問題解決	複数のルールを組み合わせて，未知の問題を解決する 方法を作り出す 　例）患者の状態をアセスメントし，必要なケアを提供する

図7 ● 一連の思考パターンの例

気管切開されている患者のSpO$_2$低下アラームが鳴っている　→　原因としては痰の貯留が疑われ，気管吸引で解決するかもしれない　→　聴診や触診にて痰の貯留と痰が吸引によって喀出可能かを確認する

発熱を認め，呼吸数が上昇，意識がもうろうとしている

敗血症の可能性があり，その場合速やかな対応が必要となる

医師に速やかに報告する

血圧が低下している可能性もあるため，血圧も測定する

血液培養を取る可能性があるため，その準備をする

表8 ●「あたま―学び方」にまつわる学習課題の特徴

課題の性質	自らの学習を効果的にするための作戦の習得 学習者が学習の仕方を覚える方法
目標行動を表す言葉	学び方を学ぶ
適切な学習方法	• 学習のコツを新しい場面に使い，経験を積み重ねる • どのように学んだのか，学びの方法を振り返らせ，何が効果的で何が失敗だったのかを点検させる
評価の観点	学習のコツを教えてもらったら，それを自分の判断で新しい学習場面に応用する

熊本大学大学院社会文化科学研究科教授システム学専攻ホームページ：ガニェの5分類を参考に筆者作成

通して身につけていることも多いので，指導者も思考パターンと言われても思い浮かばないかもしれません。また，「患者によって違うから説明できない」なんて，口にしている指導者もいます。しかし，「患者によって違う」ということは，何かしら得ている情報から判断をしているのであって，それを教えてあげることが求められます。日々の看護実践の中で，まずどう考えたのかをしっかりと説明するのを意識することが，学習者の思考パターンの獲得につながります。

「あたま―学び方」にまつわることの教え方（表8）

「学び方」についての指導を意識している人はあまりいないと思いますが，とても重要なことです。新人看護師には，多くの施設で教育・研修制度を整備していると思いますが，2年目以降になるとOJTや研修が減っていきます。そうすると「あの子たちは，言われなければ動かない」「全然成長してない」なんて，嘆く先輩看護師がいたりします。これは，新人看護師の時に，教えることはしたけれど，学習者が自分自身で考えたり，自分自身の学び方を身につけたりしていなかった場合によく起こります。教育の最終目標は，「教えなくても自分で学ぶことができる人」を育てることです。学び方は，いろいろありますので，先輩看護師がいろいろと学び方のコツを伝えてあげて，自分に合った方法を学習者に選んでもらい試してもらうことが重要です。

時折，「プロセスを認めてあげないといけないと聞きました」と言う人もいます。もちろん，それは認めてあげるべきです。ただ，看護師は専門職業人です。時間をかけたが結局できず，患者に不利益なことが起こっていれば本末転倒ではないでしょうか。時間をかけたことは認めつつ，成果が出るような学び方を見つけられるように振り返ってもらう必要があります。

③「こころ」にまつわることの教え方（表9）

「こころ」にまつわることとは，例えば「インシデントを起こさないように，指示もしっかりと指差し・声出し確認で行おう！」といった，態度のことです。態度は，

表9 ● 「こころ」にまつわる学習課題の特徴

課題の性質	個人的な選択の機会があった時にある事柄を選ぼう／避けようとする気持ち
課題の例	・インシデントを起こさないよう，手順どおりの確認を行う ・引き続き学習しようと思うこと
目標行動を表す言葉	・選ぶ　　　　　　　　・自発的に○○する ・拒否する　　　　　　・他の活動を選ぶ
適切な学習方法	・モデルとなる人間の姿と選択行動を示し，観察学習による代理体験を活用する ・態度を行動化する知識や技能を教える
評価の観点	行動観察か行動意図の表明か？ 　観察：チェックリストの利用／場の設定 　意図：行動のシミュレーション
評価問題の例	〈観察〉 ・インシデントを起こさないよう，手順書どおりの行動が取れているかを観察する 〈意図〉 ・症例に対して，どのような行動を選択するかを述べる ・自分の行動は次の人とどの程度似ていますか？ 　（同じ・似ている・やや違う・正反対のどれかに○）

熊本大学大学院社会文化科学研究科教授システム学専攻ホームページ：ガニェの5分類を参考に筆者作成

図8 ● 態度の位置づけ

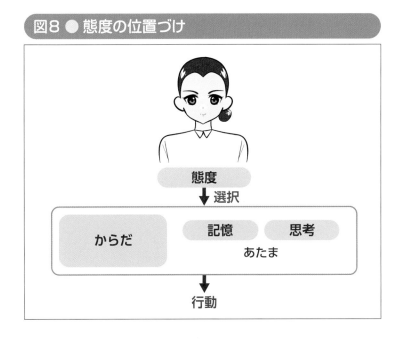

そもそも教えられるのか？　というと難しいところですが，習得には何かしらの文脈が必要です。

　態度は，ある事象に対する知識やスキルが身についていて，それを使うことを選択して，行動を起こすことです（**図8**）。したがって，「からだ」と「あたま」にまつわることが習得できていることが前提となります。態度は，良い選択をすることだけで

はありません。「正しい方法は知っているが，ついつい悪い方法をとってしまう」というように，「からだ」や「あたま」にかかわることは身についているが，行動が伴わないという，正しい行動を選択できないといったこともあります。正しいとは分かっていても，多忙のためについつい，周りにもやっていない人がいるからというように，態度は，周りの環境などの影響を多分に受けてしまいます。

　周りが良くないことを選択していようが，自分は正しい方法を選択するという態度を指導する際のポイントは，いかに「自分事」としてとらえてもらうか，いかに動機づけをするかです。

　自分事としてとらえさせるのに，最も分かりやすいのは，もし自分や自分の家族が患者であればどうすべきかを考えてもらうことです。指導者が説明と指示で一方的に押し付けても，学習者が望ましい態度を身につけることはできませんし，押し付けられると反発したくなる人もいます。その時のコツは，学習者自身に考えさせる発問です。指導において指導者が使う言葉は，「説明」「発問」「指示」の3つに分けられることがありますが，このバランスを少し変えて「やってほしいこと」「選ばせたいこと」に目をうまく向けさせるようにします。

　動機づけについては，学習者の注意を引き，自分の実践との関連性を理解してもらい，自分の選択によって好転する成功体験を積んでもらうようにかかわるとよいでしょう。

評価方法を確認する

　指導した「つもり」にならないようにするためには，評価方法の確認も必要です。チェックリストなどがあるのであれば，それを用います。チェックリストがない場合は，**表4，5，6，8，9**に示すような方法で評価することができます。

エキスパートへの近道がある?!

　多くの施設でクリニカルラダーが導入されており，熟達者や熟達化という言葉を聞いたことがある人もいるのではないでしょうか？　熟達者とは，「ある領域の長い経験を通して，高いレベルのパフォーマンスを発揮できる段階に達した人」のことで，熟達化とは，「初心者が経験を通じて，高いレベルのパフォーマンスを発揮できる熟達者になる学習過程」のことです[36]。

　熟達化を4段階に分け，その特徴を**表10**のように説明している文献があります。仕事の上で，熟達者になるためには，長期的な経験からの学習が必要とされています[37]。そして，仕事に限らず，スポーツなどの熟達化（エキスパートになること）において，高いレベルの知識やスキルを獲得するには，およそ10年にわたる練習や経験が必要であるとして，「10年ルール」なる法則もあります[38]。もちろん十分な努力をしたとしても，10年ルールどおりにスキルアップするとは限らないケースもあります。た

表10 ● 熟達化の4段階

段階	特徴
初心者における 手続き的熟達化	新しく仕事の集団（職場）のメンバーになって，ほとんど経験のない段階で，入門的なものから高いレベルの学習までを，指導者のもと指導を受けている段階。 言葉による指導よりも実体験が重要。仕事の一般的手順やルールのような知識を学習する。 最初はミスも多いが，次第に状況が見えるようになり，手際よく仕事ができるようになる。
一人前における 定型的熟達化	指導者なしで，自律的に日々の仕事ができる段階。 ある程度決まっている型の仕事ならば，速く，正確に，自動化させたスキルによって実行できる。 めったに遭遇しない状況や初めての状況での対処はできない。
中堅者における 適応的熟達化	状況に応じて規則が適応できる。文脈を超えた類似性認識（類推）が可能になる段階。 仕事に関する手続き的知識を構造化することで，全体像を把握でき，スキルの使い方が柔軟になる。
熟達者における 創造的熟達化	膨大な質の高い経験を通して特別なスキルや知識からなる実践知を獲得している段階。 高いレベルの完璧なパフォーマンスを効率よく正確に発揮し，事態の予測や状況の直感的分析と判断が正確。 さらにその一部が新たな技を創造できる「達人，名人」になる。 すべての人が到達できる段階ではない。

金井壽宏，楠見孝：実践知—エキスパートの知性，P.35〜40，有斐閣，2012.を参考に筆者作成

だ10年過ごせば一流になれるなんて，そんな甘いことはありません。しかし一方で，効率よく学べば，もっと短い時間で熟達者になれる可能性もあるということです。

　効率よく学ぶには，学習者自身が他者のアドバイスを自分の糧にできるか，経験したことの批判的分析ができるかがポイントとなります。批判的とは，ただ善し悪しを判断するという意味ではなく，事実や論理などに基づいて情報を論理的・多面的に判断して，次からどのようにすべきなのかを考えることです。他者のアドバイスとは，指導者などの先輩看護師からのアドバイスのことです。先輩看護師が経験から学んだことを，分かりやすくアドバイスとして伝えてあげることが非常に大切です。苦労して学んできたことを，あっさりと伝えることに抵抗を感じる人もいるかもしれません。しかし，病院での看護は，24時間，違う看護師が引き継ぎながら，患者ケアを行います。あるエキスパートが受け持っている患者だけ，あるエキスパートがいる時間帯だけ，良いケアを受けられるのは，患者にとっては望ましい姿とは言えません。患者のために快く伝えてあげましょう！

第3章 知識確認クイズ

Q1 臨床での指導をする際に，確認しておくとよいポイントを踏まえた適切な学習目標はどれでしょう？

1．冠動脈カテーテル検査後の合併症が理解できる

2．冠動脈カテーテル検査後の患者の状態がアセスメントできる

3．資料を見ずに，開腹手術術後の合併症を3つ以上言える

4．開腹手術術後の患者の看護を考えることができる

Q2 学習者の学習環境という視点で，適切な説明はどれでしょう？

1．やるべきことはやってもらわないといけないため，指導者側で決めた指導方法を突き通す方がよい

2．失敗から人は学ぶので，対処が難しく学習者が固まってしまうような状況でも挑戦させるのがよい

3．人によって学習ペースは違うので，学習者ごとに指導や練習時間を確保してあげることが必要である

4．臨床での指導を任されたら，しっかりと学んでもらえるように該当日の対象患者，看護師配置などは関係なく自分自身でどうにか指導に当たるとよい

Q3 新人看護師に静脈留置の手技を教えるにあたって，適切ではない指導方法はどれでしょう？

1．静脈留置の手技を見たことがない場合は，まずはモデルとしてやって見せる

2．何事もやってからなので，経験の有無にかかわらず実施させて試行錯誤して学ばせる

3．穿刺血管が視覚的に確認できる症例から，視覚的に見えるけれど血管が細い症例，穿刺血管が視覚的に確認できない症例へと，ステップを踏んでチャレンジさせていく

4．学習者の理解を促すために，事前に学ぶ内容のテーマや要約を先に見せておくとよい

Q4 新人看護師に消化器疾患患者のアセスメントを教えるにあたって，適切ではない指導方法はどれでしょう？

1．教科書を参考に消化器疾患のことをとにかく調べてくるように伝える

2．消化器疾患患者を担当していて，知識不足がゆえに失敗した事例を紹介する

3．消化器疾患でよく経験する経過と，その中で現れる状態の変化と判断を伝える

4．実際の消化器疾患患者を例に，自分（指導者）のアセスメントを伝える

Q1の答え　3

1. 不適切

　よく見かける目標で一見問題ないように見えます。しかしながら，どの程度の理解を求めているのか，理解できたかどうかは，どう判断すればよいのかが分かりません。学習目標に求められることは，「その目標にたどり着いたかどうかをどうやって確かめたらよいのか」がはっきりしていることです。到着したかどうかを確かめるために，学習者に「理解しましたか」と尋ねたとしても実際に理解しているかの判断はできません。また，「理解した」のかどうかを確かめる方法は多様にあり，人それぞれに考え方も異なるため評価ができません。

2. 不適切

　1と同様です。何をどの程度考えることができたらアセスメントできたと言えるのかが分からず，評価者によってずれを生じます。

3. 適切

　学習目標で押さえておく3つのポイント「行動目標（「言える」）・評価条件（「資料を見ずに」）・合格基準（「3つ以上」）」が押さえられています。

4. 不適切

　1と同様です。

Q2の答え　3

1. 不適切

　やるべきことを効果的・効率的に身につけてもらうためには，学習者の学習方法の好みや意欲を把握する必要があります。

2. 不適切

　対処の難しさ・複雑さが自分のレベルに合わず，「不安」や「恐怖」に苛まれ，パニック状態に陥ってしまい学習どころではありません。「自力では難しいけれど，誰かの協力があればできるかもしれない」という状況で学習させることが望まれます。「自力でできること」と「指導者や先輩看護師などの支援があればできること」を見極め，後者に適した課題を課し，チャレンジしてもらうことで成長が促されます。

3. 適切

　人によって学習ペースは違うため，その人にとって"十分な"時間をかけられるよう支援してあげることが大切です。

4. 不適切

　臨床で指導するにあたっては，対象患者，看護師配置，時間，場所，物品などの条件を確認することも欠かせません。指導する内容に挑戦させる十分な環境があるのか，十分な環境がない場合，どの時間であれば，誰に支援を求めればリスクを減らせるのか，そういったことも考えた上で，指導に臨む必要があります。

Q3の答え　2

1. 適切
　見たことがなければ，動作のイメージもできません。まずはモデルを示し，その後一緒に実施して，サポートを徐々に減らし自立できるようにかかわることが良い指導と言えます。

2. 不適切
　失敗から学べることもありますが，もし経験がなければ動くこともできません。また，手技は，良くない癖がついてしまうと直しにくいという特徴もあります。そのため，経験の有無などのレディネスを確認して，指導方法を検討する必要があります。

3. 適切
　難しい課題に挑戦させても，不安を招いたり，あまりにもできないと自信を喪失したりするだけです。小さなステップを踏みながら学んでいけるように指導することが大切です。

4. 適切
　問題文のとおり，人はこれから学ぶ内容のテーマや要約を先に見ておくと，理解がしやすくなると言われています。

Q4の答え　1

1. 不適切
　一概にダメとも言い難いですが，アセスメントはいくつかのルールを組み合わせ問題の解決方法を考える「思考」ですので，とにかく調べてというのは非効率的です。

2. 適切
　知識は何かしらに関連づけたり，意味づけしたりすることで覚えやすくなります。

3. 適切
　多くの場合，アセスメントも一連の思考パターンで成り立っています。思考パターン（スキーマ）をどれだけ多く持っていて，それをいかにスムーズに駆使できるかがアセスメントにもかかわってきます。そのため，思考パターンを教えてあげることは有用です。

4. 適切
　思考を言語化し伝えることは，いわばモデルを示すことです。アセスメントの仕方を一度説明して，その後サポートしながら，さまざまな症例をアセスメントしてもらうことが，有用な指導方法と言えます。

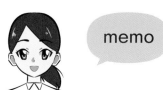

memo

実際に教えてみよう！

第3章では，指導計画に関することを解説しました。指導計画を立てることができたら，いよいよ実際に教えることになります。皆さんが思い浮かべる，教え方上手だった先輩は，どのような指導を行っていたでしょうか？

「実際に教えるにあたって大事なこと」は次の3つのスキルになります。

教え方の スキル **9**	コーチングスキルに基づいた 指導を行う
教え方の スキル **10**	学習が円滑に進むよう ファシリテートする
教え方の スキル **11**	リフレクション支援を行う

教え方のスキル **9** コーチングスキルに基づいた指導を行う
～コーチングスキルを活用しよう！

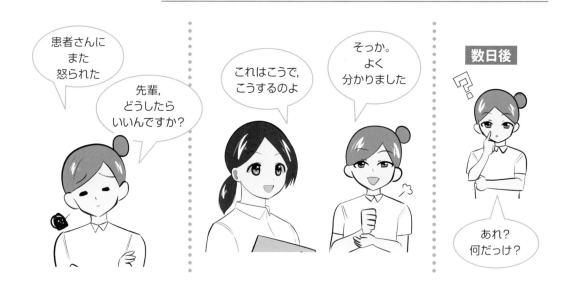

教えたはずなのに身についていないといったことは，指導でよく見かける場面ではないでしょうか？　指導者が，「教える（ティーチング）」一辺倒のかかわりをしていると，学習者は「受け身」となってしまいます。このような状態は，効果的な指導と

は言えず，指導されたことを他の場面に活用することができなかったり，同じようなミスを繰り返してしまったり，指示や指導がないと動けない看護師に育ってしまいます。

臨床での指導にはコーチングスキルの活用が求められ，必要となる行動は次の5つです。

「コーチングスキルに基づいた指導を行う」ために必要な行動

- ☐ 学習者の自己表現をサポートできるように積極的傾聴を行う
- ☐ 学習者と共に学習目標を決定することができる
- ☐ 学習者の失敗が患者に影響しそうな場面では指導者がフォローする
- ☐ 目標とするパフォーマンスとのずれを具体的に指摘する
- ☐ 状況に応じて指導方法を適宜変更し指導を行う

コーチングって何だろう

コーチングとは，「相手の能力を最大限に引き出し，自発的な行動を促進するためのコミュニケーション技術」です。多くの場合，目標を達成したり，障害を打開したりするための答えや能力・やる気はその人自身が持っています。それを引き出し，相手の自発的な行動を促進するのがコーチングです（**図1**）。

もちろん，コーチングがどんな時も有効というわけではありません。初めて経験するようなことであれば，実際にどのように実践すればよいかという答えを学習者は持っていません。そのような場合であれば，まずはやってみせ，モデルを示すことも必要となります（「教え方のスキル⑧　指導方法を組み立てる」P.68〜70参照）。ただし，例えば新人看護師であっても，何も分からないというわけではありません。基礎

図1 ● ティーチングとコーチングの違い

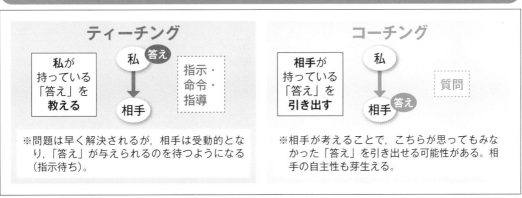

田口智博：コーチングで，力を最大限に発揮するサポートを，週刊医学界新聞，第3042号，2013年9月9日.

表1 ● コーチングの根底の考え方

1. 学習者の自主性（学びたい気持ち）を，とことん尊重する
2. 学習者の主体的な学びを育てる
3. 指導者はコーチ的存在である
4. 指導者はティーチングとコーチングをうまく使い分ける
5. 指導者は学習者の持っている思考力や計画性，責任感を信頼し，それを引き出すようなかかわり方をする
6. 自分で選択し，自分で考え，自分でやってみて，自分の学習プロセスや自己を省察するというサイクルを習慣化させる

教育で知識は学んできているはずですので，不完全な答えであっても引き出してあげるようなかかわりが必要となります。

　コーチングの根底の考え方（**表1**）には，教え方のスキル①〜④の領域「指導者としての基盤」や，「教え方のスキル⑩ 学習が円滑に進むようファシリテートする」（P.97〜101）にも該当する部分があります。なぜさまざまなスキルとの関連性があるのでしょうか？　それは，コーチングは，臨床での指導における根幹とも言うべき考え方だからです。

　ここからは，コーチングスキルを一つひとつ紐解いて解説していきます。

学習者の自己表現をサポートできるように積極的傾聴を行う

　臨床において，あくまで学習の主体は学習者であり，「指導者としての基盤」（教え方のスキル①〜④）にもあるように，学習者自らの考えや思いを促すような積極的傾聴に努める必要があります。積極的傾聴とは，ただ話を「聞く」のではありません。「聴く」（**表2**），「訊く（尋ねる）」（**表3**）ことが必要となります。

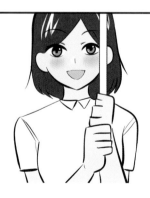

積極的傾聴は，「聴く」「訊く」で
学習者の思いや考えなどを表出させること

表2 ●「聴く」テクニック

2年目看護師のまみさんは，抗菌薬の量を間違えて投与してしまいました。幸い患者の状態に大きな影響はなく，医師に報告し，患者への謝罪も済ませ，振り返りを行っています。

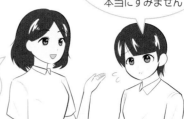

慌ててしまっていて…普段のダブルチェックが手順どおりにできていなかったです。本当にすみません

ゼロポジション

先入観を持たない，最後まで聴く，口を挟まない，でも・しかし（否定型接続詞）を使用しない，沈黙を待ち，相手の話をそのまま受け止め，聴き手に徹します。

そうなんだ。慌ててたのか。何がまずかったの？

今日のラウンド，ちょっと時間がかかってしまったね。でも，私たちはPNSのペアだから大丈夫！協力して乗り越えようね

今日のラウンド，ちょっと時間がかかってしまってすみません

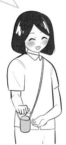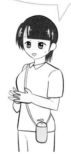

うなずき，オウム返し

相手の話をうなずきながら聴きます。また，相手の「○○なんですよ」との発言を，そのまま「○○なんですね」と返します。これによって，相手の気持ちに共感しながら，聴いているよというメッセージを与えることができます。アイコンタクトを取ることも良い行動です。

ペーシング

話し方（声のトーンや大きさなど）を合わせる，言葉遣いを合わせる，動きを合わせるなど，相手と自分の共通点を多くつくります。相手は自分と「同じ」点が多いほど，安心感や親密感を抱く性質があります。

表3 ●「訊く（尋ねる）」テクニック

オープン型質問・クローズ型質問

「クローズ型」は「はい・いいえ」で答えられる質問，「オープン型」は「はい・いいえ」で答えることのできない質問を指します。特徴として，「クローズ型」は緊張状態でも答えやすいという性質があります。徐々に「オープン型」を織り交ぜていくことで，学習者から思いや考えを引き出しましょう。

未来型（肯定型）質問

オープン型質問の応用編です。「なぜ〜しなかったの？」など，否定的な言葉が入る質問は相手に「責められている」という印象を与えます。「責められている」と感じると言い訳が多くなり，行動変容が起こりにくくなります。そのため，未来に向かうタイプの質問に切り替えるとよいでしょう。ただし，意識しないと行えないので，まずは自分へ問いかける練習から始めるとよいでしょう。
例：「どうして『おかしい』って気づかなかったの？」
→「明日から少しでも『おかしいな』と気づくためにどうすればよいだろうか？」

「塊」をほぐす

相手の発言に「抽象的な語句（だいたい，微妙に，いつも，など）」が出てきた時にその言葉の「塊」を分解して具体化していく，オープン型質問の応用編です。学習者の「いつも」と他者の「いつも」が異なることはよくあり，そのギャップを埋めることで思考過程における相手の気づきを生むという効果があります。ほぐした塊は再度まとめて相手に伝える（塊の再構成と呼びます）とさらに効果的です。

※塊の再構成の例：「血圧がだいたい120台っていうのは，臥床安静時の収縮期血圧が120mmHg台ってことなんだね」

血圧の変化以外にも，呼吸回数の変化に注目したいと思います

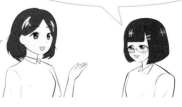

また同じような場面に遭遇した場合，少しでも「おかしいな」と気づくためにはどうしますか？

「教え方のスキル③ 指導観を持ってかかわる」で学習者中心で指導をとらえることを解説しました（P.39参照）が，そういった学びの環境をつくり出すためには，「意味を構築するのは学習者自身だ」と指導者が気づき，学習者の知識や意欲を理解した上で指導を行うことが重要です。

学習者と共に学習目標を決定することができる

「おとな」として主体的な学びを進めていく上では，学習者と共に目標を共有することが必要となります。学習者の動機づけも行いながら，共に学習目標を決定していくことで，指導者自身が指導の方向性を再認識できることに加えて，学習者にとっても何を学ぶのか意識づけとなります。この時点で，学習者の実践能力に応じ，何を教えるのか，担当患者の重症度は適切か，を考えることも重要です（「教え方のスキル⑥ 学習者や学習環境の分析や確認を行う」P.57 〜62，「教え方のスキル⑦ 指導内容の確認を行う」P.64 〜66参照）。

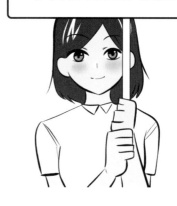

学習目標は
学習者と確認・決定する！

学習者の失敗が患者に影響しそうな場面では指導者がフォローする

臨床での指導場面では，患者の安全を指導者が担保する必要があります。学習したことを臨床で実践する前に，ディスカッションや手順の確認を行い，注意すべき点を共有する必要があります。学習者の実践が患者に悪影響を及ぼさないように，指導者がフォローしましょう。失敗から得られることも多くありますが，学習者の自信や動機づけを損なうような臨床における失敗は極力避ける必要があります（「教え方のスキル⑥」「教え方のスキル⑦」「教え方のスキル⑧ 指導方法を組み立てる」P.68 〜78参照）。

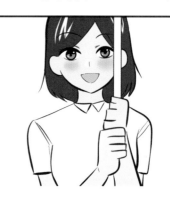

失敗する前にフォロー！
フォローが必要であったことは，
学習者にとっての失敗

目標とするパフォーマンスとのずれを具体的に指摘する

●フィードバックのタイミング

　学習者が，学習目標と現在のパフォーマンスのずれを認識することは，自身の課題を解決していく上でとても重要です。臨床におけるパフォーマンスとは，学習者自身の行動を指します。

　フィードバックには，指導者が学習者のレディネスと，設定されている学習目標を正しく把握しておくことに加えて，タイムリーに指摘することも求められます。なぜ「タイムリー」でなければならないのでしょうか？　それは，最もフィードバックを必要としているのは課題に取り組んでいる最中であり，「即時フィードバック」が良いということが背景にあります。皆さんも，先輩から「あの時の気管吸引だけど…」と数日後に言われたとしても，覚えていないことがありませんか？　行動に影響を与えるフィードバックは，同時が一番強く，その後即時から時間が経つにつれ，ほとんど影響を与えなくなってしまいます。とはいえ，患者の目の前や患者ケアが優先される状況の中，その場でフィードバックすることは難しいことも大いにあります。新人看護師であれば，何かしら不慣れな技術の実施中となると，フィードバックを聞き入れる余裕がない場合もあります。そのため，学習者の気づきを促すタイミングは，課題に取り組んでいる最中なのだと肝に銘じつつ，できる限り早いタイミングで，学習者がフィードバックを受け入れやすい状況の折（＝タイムリー）にフィードバックをしましょう！

悪い例　終業後に指導を行おうとするが，学習者は覚えていない。
かつ指導者は指摘をためらっている

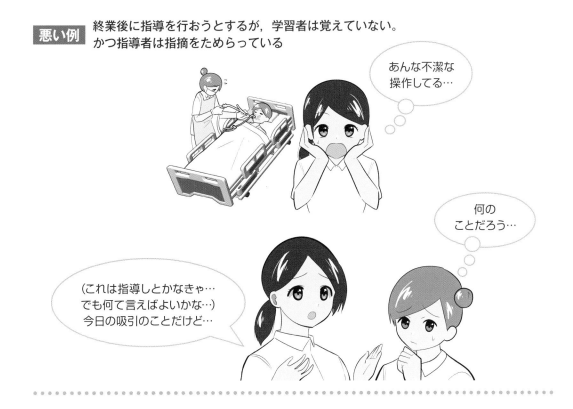

あんな不潔な
操作してる…

何の
ことだろう…

（これは指導しとかなきゃ…
でも何て言えばよいかな…）
今日の吸引のことだけど…

質問攻めにされており，
モチベーションが下がっている

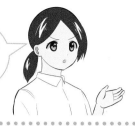

何で吸引だけでも
手順どおりに
できないの?!

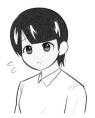

折を見てフィードバックを行う。また，
i（私）メッセージを活用している

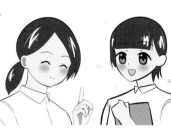

Aさんの吸引ありがとう！
私だったら，吸引前に手指衛生するよ。
手指衛生のタイミング，
復習できる？

先輩，
ありがとうございます！
すっかり忘れていました，
すみません。
今日中に
復習しますね

●フィードバックする際の注意点

　これまでにも，「学習者主体」ということを強調して解説をしてきています。そのため，指摘することをためらったり，指摘があやふやになってしまったりすることがあります。しかし，これはあまり良くありません。できていないことは，「できていないよ」としっかり伝えてあげましょう。その時に，「どういった場面のどこが」という具体的な指摘をしてあげることが重要です。

　また，「指導をしなければ！」と意気込むと，学習者に対し，「これもできていなかったよね。こうしたらダメだよね」と指摘や注意ばかり，さらに「何で？　どうしてできないの？」と質問攻めになってしまうことがあります。このような状態になるとモチベーションが下がってしまうという経験は，皆さんもあるのではないでしょうか？特に「不足点や失敗を責める」「看護師としての能力や適性に対する不信を言動に示す」といった言動は，新人看護師にとって非支持的なものとして認知されるということが明らかにされています[39]。たとえ新人看護師の今後のためにと思って言ったことでも，新人看護師に「大切にされていない」「認められていない」と思われてしまうと，せっかくの指導もフィードバックにはなりません。

●「伝え方」のテクニック

　指摘の仕方や質問の仕方といった「伝え方」にもテクニックがあります（**表4**）。伝えることは，相手にフィードバックを与えることが最終的な目的となります。フィードバックという言葉自体は，聞き慣れている人もいるかもしれませんが，その目的を理解できているでしょうか。フィードバックは，ただ何かできていないことを伝えることではありません。フィードバックの目的は，①情報通知，②立て直しです。

表4 ● 「伝える」テクニック

	方法	例	特徴・注意点
承認する	・褒めることに代表される「相手の良いところを認める」ということを，学習者に積極的に伝える ・学習者が頑張っていることなどを見つけたら，すかさずその要素を拾い上げて言葉に出して「承認」し，相手の意欲ややる気を高める	「前回は抗菌薬投与時のダブルチェックができていなかったけど，今回はばっちりできていたね！」	・承認欲求（認められたい）が強い学習者に対する承認は特に有効である
枕詞	・学習者にとって聴きたくない情報を伝える時に，ワンクッションを入れる	「伝えておかないといけないのですが」 「私の意見としてですが」 など	・相手の了承を得て，相手に聴く準備をしてもらうことでショックを緩和する効果がある
i メッセージ	・同じ内容でも主語を変えることで伝わり方が異なる ・i（私）メッセージは意図したメッセージが100％受け取られる安全な言い回しであり，コーチングで重宝される手法	「私だったら末梢冷感や冷汗の有無などの観察も行うよ」	・you（学習者）が主語の場合，「断定・評価・決めつけ」の意味が入り，誤解が生じ得ることに注意する
要望する	・相手に「〜してはどうですか？」ということを伝える技 ・ポイントは3点 ①「枕詞」を使用する（これはお願いなのですが〜） ②あくまで相手に選択権があることを伝える ③受け入れてもらいたい旨を明確に伝える	「ごめん，1つお願いなんだけど，できれば来週までに課題のレポートを出してほしいの。忙しかったら，期限の相談には乗るから，いつでも言ってね」	・要望に対する実行の判断は学習者に任せ，判断後は報告してもらうようにする
一時停止	・ゼロポジションの真逆に位置する，相手の会話を中断する技 ・「枕詞」の応用編 ・活用する場面（例） ①相手が話すべきテーマから脱線した時 ②時間がない時　　など	「大変申し訳ないのですが〜」などの枕詞を用いる	・慣れるまで割り込むタイミングが難しいため，会話の流れを読むことも必要となる

「たとえ耳の痛いことであっても，学習者が現状のパフォーマンスをしっかりとらえ，次からどのように行動すべきか指針をつくること」[40] であり，単なる指摘とは異なります。後輩にあたる看護師にはフィードバックしやすいが，先輩看護師に対しては言いづらいということもあるかと思いますが，相手に対する礼儀を忘れずに，相手のためにフィードバックを行いましょう。

　自分より経験年数が上の先輩看護師などにフィードバックをしても，プライドが高く，自分のやり方を通す人もいます。このような先輩看護師を厄介だなと思う人は多いと思いますが，これは看護師への指導に限ったことではなく，長年，病気を患っている患者や介護する家族などでも同じようなことを経験しているのではないでしょうか。医療職から見れば，良くないことであっても，長年行ってきたやり方が患者や家族のアイデンティティともなっているのです。このような患者に対して，「あなたが長年やってきたやり方は，間違っています。こうしてください」なんて言わないと思います。まずは，患者・家族なりの根拠を確認し，その上で新たな方法を提案したり，折衷案を考えたりすると思います。これを看護師への指導に置き換えてみましょう。

　また，人は，自分の行動や選択を自分で決めたいという欲求があるため，他人から強制されたり奪われたりすると，たとえそれが自分にとってプラスの提案であっても，無意識的に反発的な行動をとってしまうことがあります（専門用語では心理的リアクタンスと呼びます）。改善を求める場合は，あからさまな指導という形ではなく，相談という形でアプローチし，あくまでも本人に選択させることも一つの方法です。

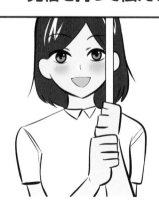

たとえ耳の痛いことであっても，
相手の改善につながることであれば
覚悟を持って伝える！

状況に応じて指導方法を適宜変更し指導を行う

　指導者が指導方法をいくつか検討しておくことは重要です。指導（インストラクション）にありがちな間違いの一つとして，方法論から入ることが挙げられます。ほかでやっているから，学会で高名な先生が講演していたからと，それを取り入れ，それ一辺倒の指導になることはありませんか？　不十分な分析のまま，慣例的な指導を行うことは，学習者のレディネスや設定された学習目標の達成にマッチしないことがあります。指導方法は，個別性に合わせた柔軟なものでなければなりません。対象や状況に応じて，指導方法を変更していく必要があります。

　折衷主義とは，問題を解決するために，使える知見は何でも使おうとする態度のことです。慣習的にこうやるべき，高名な人がこうすべきと言っていたからといって，それが必ず成功するとは限りません。何かしらの方法に凝り固まらず，「使えるものは何でも使う」ことで問題を解決しようとする，なり振り構わない態度も必要です。一方で，流行り物好きな教育者も多く見られます。「学習者に合うのか」ということをよく吟味することが大切です。

悪い例

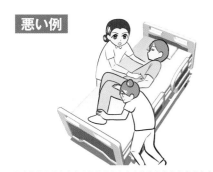

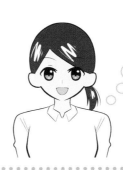

そっか，シミュレーション教育って万能なんだ！この前の学会でも聞いたぞ！早速やってみよう！

良い例

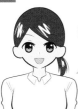

この前，学会で「急変対応教育にはシミュレーション教育が良い」って聞いたぞ

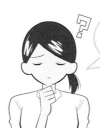

でも，なんでシミュレーション教育が良いのだろう？

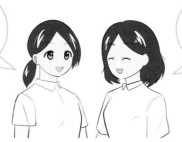

今，さやかさんが急変対応が苦手なのは，急変時の流れを分かっていないからですよね

それじゃあ，シミュレーションじゃなくて，まずは対応の流れを話し合いながら整理してあげた方がいいね

　「教え方のスキル⑥　学習者や学習環境の分析や確認を行う」で，学習スタイルの好みについて説明しています（P.60〜61参照）が，皆さんはどんなスタイルが好みですか？　スタイルは皆さんの好きな，得意な方法で進めてもらったらよいのですが，上手に学ぶための4原則[41] というものがありますので紹介します。

原則1：自分の理解度を確認する

　学習とは，"自身が知らないことを知り理解する""できないことができるようになる"といった，新しいことを獲得していくことです。自分の理解度を知ることは，学習にはとても重要なことです。テストを受けてみたり，他者に話してみたりすることで，自分の理解度が測れます。

原則2：注意を逸らさず集中する

　人間には注意容量というものがあり，それにはもちろん限界があります。複数のことを同時にできる人もいますが，たいていの人はうまく情報処理ができず効率が落ちます。注意をそがれない環境を整え学習することで集中力を高めることができます。

原則3：繰り返し（反復）に頼らない

　意味のある内容を覚える時には，機械的に繰り返して暗記するより，意味を理解したり内容について考えたりする方が忘れにくく，長く記憶に残ります。

原則4：関連性を見つけ出す

　一般的に，自分自身の最も関心の高いことは，「自己」であり，自分の身の回りのことは覚えやすいものです。また，知識自体は記憶の中で互いにつながりネットワークを形成して記憶されています。自分や自分に近い人と関連づけたり，何かしらのエピソードに絡めたりすることで効果的に記憶できます。

学習が円滑に進むようファシリテートする
～ファシリテートし学びを促進しよう！

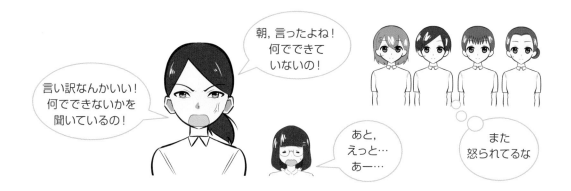

　学習者の言い訳なんて聞きたくない！　スタッフが多くいることなんかもお構いなし！　こんな状況ありますよね。

　上のイラストでは，ゆかりさん（指導者）からあきさん（学習者）に「何でできないのか？」という質問は投げかけられているものの，あきさんにとっては発言しやすい「安全な場」とは程遠い状況です。これでは，あきさんにとって「余白」はなく，学びのサイクルが確立できない状態です。学習を進めるためには次のようなファシリテーション行動が必要となります。

「学習が円滑に進むようファシリテートする」ために必要な行動

- ☐ 学習者が集中して学べるように働きかける
- ☐ 安全な場づくりのために質問や相談をしやすい状況をつくる
- ☐ 学習者の思考を促進するような質問を投げかける

ファシリテーションとは

　ファシリテーションは，誰かが何かを達成するのを容易にしたり，促進したりするために使われます。ファシリテーターとはファシリテーションを行う人を指します。

　三田地は，ファシリテーションの目指すところは「意味ある場づくり」であり，ファシリテーターは常に自らの行動の意味を考え，本来的に支援する人であり，大切な決断を下すのはメンバーである[42]と述べています。ファシリテーターの役割を端的に表現すると，「学習者の能力を信じ，それを引き出す，最後にはファシリテーターがいなくても学習者の能力があふれ出すまでにする」といったものです。そのためには，

| 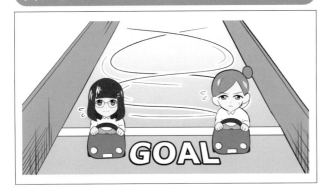 | 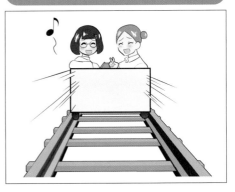 |

図2 ● ガードレール型のファシリテーション

図3 ● 線路型のファシリテーション

教育目標を明確にしつつ，学習者の自主性も尊重することが求められます。目指すべき方向は明確でありながら，自由に行動できる余白を残していることから「ガードレール型のファシリテーション」（**図2**）と呼ばれることもあります。完全に型にはめこむ「線路型のファシリテーション」（**図3**）は，学習者の思考を停止させる危険性があるため注意が必要です。

　臨床での指導において，なぜファシリテーションが必要なのでしょうか？　以下，ファシリテーションスキルを一つひとつ紐解きながら，解説していきます。

学習者が集中して学べるように働きかける

　臨床での指導においても，その日ごとに学習者の学習目標を設定して指導を行いますよね。例えば始業時に，その日の学習目標や患者安全の視点で注意すべき点などを共有することで，どこに意識を集中させればよいか，明確になります。「焦点化」することで，最も重要なことへ意識を集中させることができます。そのためには，指導者が「安全な場づくり」を基盤とした，学習環境を構築することが非常に重要となります。

良い例 指導者から声かけを行い，学習目標の焦点化を行っている

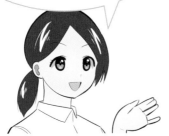

今日も1日よろしくね。
Bさんの情報とれた？
そろそろ自立したい項目の，
中心静脈カテーテル挿入が
あったと思うけど，
注意点は復習できているかな？

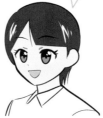

よろしくお願いします。
操作手順上の注意点，
Bさんへの説明，
合併症はすべて調べて
復習してきました

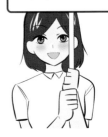

学習の焦点を
伝えることで，
集中力をUP

安全な場づくりのために質問や相談をしやすい状況をつくる

　臨床での指導においても，学習者の思考を促すためには安全な場づくりが必要です。質問や相談をすると，「そんなことも知らないの?!」「なんで早く言わないの?!」などと言われるような環境では，学習者は安心して質問や相談ができませんね。「安全な場」とは，学習者が尊重され，そういった不安がない，心理的安全性が高い場です。そのような場づくりが行えると，学習者は質問や相談もしやすくなります。そのためには，会話の最中はしっかりとうなずくなど，コーチングスキルを発揮しましょう。また，患者へ悪影響を及ぼさない程度の失敗である場合，それらが許される部署の風土があれば，学習が促進され，安全な場づくりへとつながります。自然と「ファシリテーション」が行える環境が重要だということですね。

　役職者やベテランといったステータス（身分・地位）が高い人には，ちょっと声がかけにくいと感じる人もいます。それを防ぐために必要となるのが，ステータスマネジメントです。ステータスマネジメントとは，指導者などが「自分のポジション・ステータスを，集団の垂直的関係のどこに位置づけるのか？　それをどのように上下移

良い例　・会話の最中はうなずき，目線を合わせるなどコーチングスキルを発揮する
　　　　　・ステータスマネジメントを行う

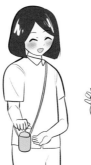
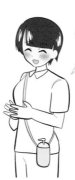

今日も患者さんの安全が守れるよう，協力しましょうね。フォローするから，困ったら何でも相談してね

今日も1日，よろしくお願いします

心理的安全性を確保するためのステータスマネジメントの具体例：笑顔で，話しかけやすい雰囲気をつくる。何でも相談してねと伝える

良い例　安全な場づくりのために指導者が声をかけ，雰囲気づくりに努めている

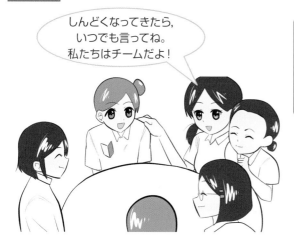

しんどくなってきたら，いつでも言ってね。私たちはチームだよ！

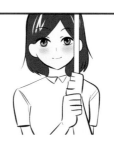

質問や相談をしやすい雰囲気は待っていてはダメ！積極的に自らかかわりつくる！

動させるのか？」ということを指します。指導者としては，「信頼される人物＝専門的な知識・経験を有している人物であること」が重要ですが，これは時に「こんなことを聞いても大丈夫かな？」と学習者を構えさせることになります。そうならないように，「一緒に考えようか」「私がフォローするから，何でも言ってね」などと，自ら学習者と同じステータスに身を置いたり，時に「へぇ〜，私も気づかなかった。すごいね」など，ステータスを下げたりすることも必要です。

学習者の思考を促進するような質問を投げかける

　学習者の思考のサイクルを回すような問いの投げかけなど，学習者の主体性を尊重するようなファシリテーションが必要となります。ファシリテーターは学習者の支援者であるため，学習者がアクティブに思考しているのかを判断することが求められます。

　臨床では，医療安全上の問題もあり，「これはやってはいけない」という管理型の教育が実践されていることも多々あります。これは，「育つ」より「育てる」ことを目的としているように受け取れます。成人教育では，学習者が「育つ」ことを重視するため，新人看護師であっても，自己決定を認めながら支援する姿勢が重要です。今までの経験や患者対応を通して，学習者が自らの学習の必要性に気づき，学ぶサイクルを確立する方が効果的・効率的です。いつまでも「次はこの指導をしなくてはいけない」「その次にはこの指導をしなくてはいけない」と焦るのは，あまり有益ではないということです。

　学習者が学ぶサイクルを確立する，学習者自身の思考を促進するにはどのようなかかわりが必要でしょうか。具体的には，「看護実践・患者とのかかわりを語ってもらう」ことです。言語化を行うことで，自らの経験を振り返り省察し，それまで気づくことがなかった自分自身の実践知（経験的に判断・行動すること）の存在に気づいていきます。実践知は，経験年数が浅くても誰しもが持っているものなので，新人看護師でも，ベテラン看護師でも，ファシリテーターのかかわり次第で学ぶサイクルを確立することは可能です。

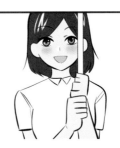

学ぶサイクルは，
思考を促進する
「問い」の投げかけから

良い例 思考を促進する「問い」を投げかけ，思考のサイクルを回そうとしている

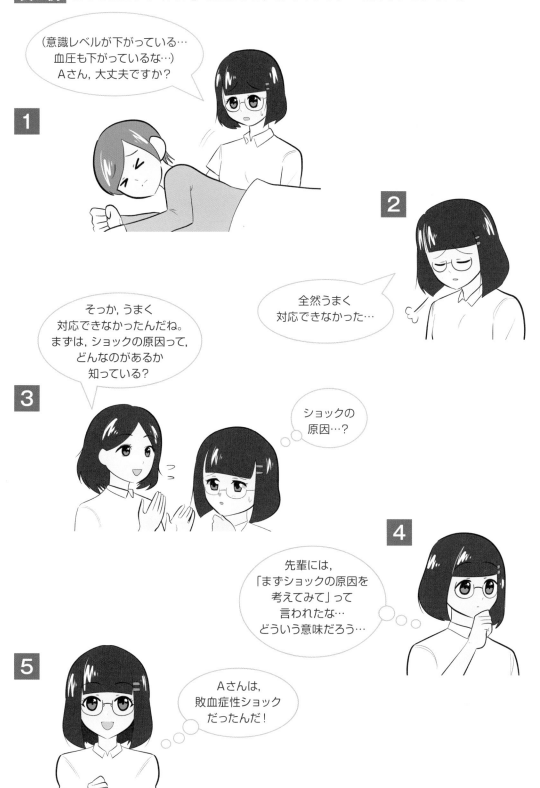

1

（意識レベルが下がっている…
血圧も下がっているな…）
Aさん，大丈夫ですか？

2

全然うまく
対応できなかった…

3

そっか，うまく
対応できなかったんだね。
まずは，ショックの原因って，
どんなのがあるか
知っている？

ショックの
原因…？

4

先輩には，
「まずショックの原因を
考えてみて」って
言われたな…
どういう意味だろう…

5

Aさんは，
敗血症性ショック
だったんだ！

　学ぶ環境もデザインが必要

デザイン＝設計なので，教育担当者の役割じゃないか？　と思われるかもしれませんが，臨床での指導においても，「学びの環境をデザインする」ことへの意識が大切です。近年の学習環境において，特に重視されている4つの視点は，「学習者中心」「知識中心」「評価中心」「共同体中心」です[43]。

学習者中心

「教え方のスキル⑨　コーチングスキルに基づいた指導を行う」（P.86～95）でも解説したとおり，学習者中心の環境をつくり出すためには，「意味を構築するのは学習者自身だ」と指導者が気づき，学習者の知識や意欲を理解した上で指導を行うことが重要です。

知識中心

看護の前提となる，知識を深める学習が大切です。「転移が生じるような学習（その他の似たような場面においても，知識を活用できること）」こそが，本当の意味での「学習」となります。例えば，「何か変だ」という感覚を，自身で明らかにするためにインターネットなどで情報検索するだけでなく，先輩のアドバイスや自身の経験から言語化する作業が重要です。

評価中心

学習者の思考過程を「見える化」し，フィードバックを与えることは重要ですが，評価とフィードバックは指導の一部であり，与えすぎないことも重要です。学習者同士で評価すること，自己評価をすることは「メタ認知能力[※1]」を高めるための効果的な方法であると言われています。

※1　「メタ認知」とは，"自己の認知活動（知覚，情動，記憶，思考など）を客観的にとらえ，評価した上で制御すること"を意味します。簡単に言うと，「知っていることを知っている」ということを意味しています。この認知→評価→制御のサイクルができる心理的な能力が，「メタ認知能力」と呼ばれています[44]。

共同体中心

共同体（＝所属部署）にはどのような風土（組織特有の考え方）があるのかということは，成長し続けていく環境をつくる上で鍵となります。患者へ悪影響を及ぼさない程度の失敗である場合，それらが許される部署の風土があれば，学習が促進され，安全な場づくりへとつながります。自然と「ファシリテーション」が行える環境が重要だということですね。

ちなみに日本では，学習者が他の学習者から学ぶことや，自分の間違いを分析することは，学習を促進するものとして尊重されているという文化的な背景が存在します。

リフレクション支援を行う
～振り返りをうまくサポートしよう！

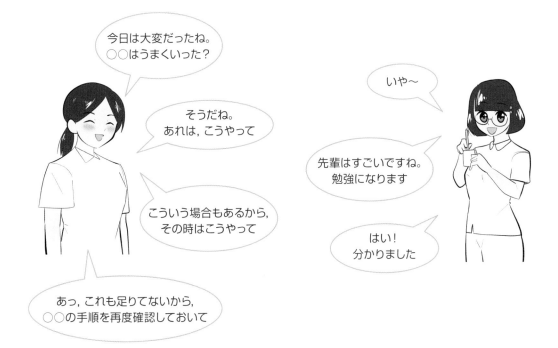

　上のイラストは，今日あったことの振り返りで，ゆかりさん（指導者）が丁寧に教えている場面です。一見，優しく，良い指導のように見えますが，本当にあきさん（学習者）の身になるのでしょうか？　あきさん自身がこれから長く続く看護人生の中で，自らがさまざまな問題に直面した際に，本質的な問題点の気づきや，次に活かせるスキルを養っていけるでしょうか？「振り返り」や「リフレクション」という言葉は，臨床現場でも広まっていますが，リフレクションを支援するためには，次のような行動が求められます。

「リフレクション支援を行う」ために必要な行動

- ☐ 印象に残ったことや気になったこと，指導されたことを表出させる
- ☐ 学習者に経験したことの評価，分析の支援を行い，
　自ら学びや課題を見いだせるようにかかわる
- ☐ 課題解決や学んだことを次に活かすためのアドバイスを行う
- ☐ 課題解決のために学習内容を適用する機会をつくる

図4 ● リフレクションの思考様式

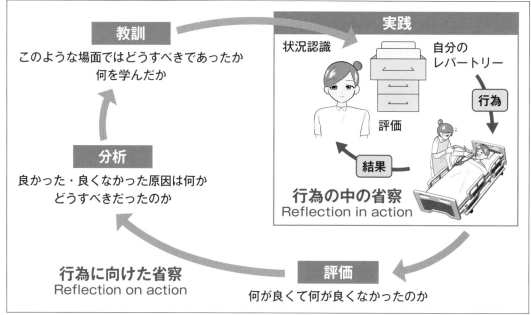

政岡祐輝：院内研修の作り方・考え方，【第10回】リフレクションで増やす，実践のレパートリー，週刊医学界新聞，第3257号，2018年1月22日.

リフレクションとは

　そもそもリフレクションとは，英語では「reflection」と綴られ，日本語では，反省，振り返り，内省，省察などと訳され，臨床現場にもかなり浸透している言葉だと思います。反省はできるが省察はできていない，振り返りはできるが省察はできていないといったように，日本語訳それぞれで少し意味合いが違います。重要なのは，リフレクションは，単に「何が悪かったのかを反省する」といったものではなく，「実践者の成長を促す」ための重要な概念ということです。

　リフレクションは，「信念または仮定された知識の形態について，それを支持する基盤や，それを示唆するさらなる結論に照らして，積極的に，持続的に，注意深く考察すること」と定義されたりします[45]。これ以外にもさまざまな人がリフレクションの定義を示していますが，少し難しく理解しにくいかもしれません。リフレクションをざっくりと説明すると，「自己の思考と感情，行為について自覚的になり，熟考し，次からどうしていくべきかを見いだしていくこと」です。

　リフレクションは，2つの考え方が提唱されています[46]。1つ目は実践の最中の患者の反応といった結果から，過去の経験から学び得た自分のレパートリーを活用しながら問題解決に導く「行為の中の省察（Reflection in action）」です。2つ目は，実践の終わった後に，行った実践を対象化して行う「行為に向けた省察（Reflection on action）」[※2]です（**図4**）。実践の中，リアルタイムで，患者の反応に適したケアを考え提供していくのが「行為の中の省察」です。これに対して，実践からは離れて，実

図5 ●メタ認知

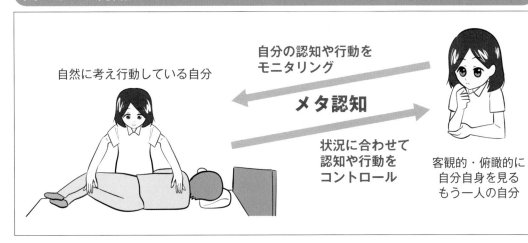

自分の認知や行動を
モニタリング

メタ認知

自然に考え行動している自分

状況に合わせて
認知や行動を
コントロール

客観的・俯瞰的に
自分自身を見る
もう一人の自分

践経験を振り返り，実践で使えるレパートリーや自分自身のセオリーを紡ぎだすのが「行為に向けた省察」です。経験による学びの理想的なプロセスは，行為と省察がかわるがわる行われることであるとも言われています[47]。

※2　Reflection on actionは，多くの訳本の中で「行為についての省察」と訳されています。リフレクションは，行為だけでなく思考や感情，時に価値観や信念も問い直す作業になることもある点，onの動作の方向を表した「〜に向かって」，目的を表した「ために」という意味を強調した方が意味が伝わりやすいと考え，本書では「行為に向けた」と表現しています。

リフレクションの意義と効果

　知識は，書籍や論文などでも得ることができます。しかしながら，実践からしか学ぶことのできない知識，知識の使い方があります。そのため，実践をリフレクションすることが重要視されています。**図4**のようにリフレクション・プロセスが図示されると，何だか簡単にできそうな気がするかもしれませんが，意外に難しいものです。それは，リフレクションには自分自身を客観的かつ俯瞰的に見る能力が必要となるからです。自分自身を客観的かつ俯瞰的に見る能力とは，イメージ的には幽体離脱をして自分自身を上から見るような感じになります。専門用語では「メタ認知」（「コラム＆Tips⑪　学ぶ環境もデザインが必要」P.102参照）と呼ばれるものです（**図5**）。このメタ認知能力が備わっていると，自分の考え方や傾向，抱いた感情，行為を客観的にとらえることができます。とはいえ，メタ認知も，もちろん後天的に養われていくものですので，指導者がリフレクションを支援することが必要となります。そしてさらに，「メタ認知」を養うかかわりも必要になってきます。

　少し難しい話となりましたが，指導者として必要なことは，「自らの実践や症例を意図的に振り返り，意味づけ，そこから得られた知見を次の実践・症例に活かしていく思考」を支援することです。

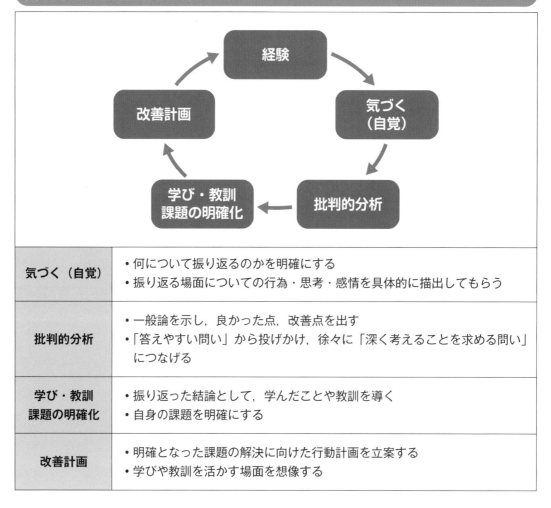

図6 ● リフレクションのキープロセス

気づく（自覚）	・何について振り返るのかを明確にする ・振り返る場面についての行為・思考・感情を具体的に描出してもらう
批判的分析	・一般論を示し，良かった点，改善点を出す ・「答えやすい問い」から投げかけ，徐々に「深く考えることを求める問い」につなげる
学び・教訓 課題の明確化	・振り返った結論として，学んだことや教訓を導く ・自身の課題を明確にする
改善計画	・明確となった課題の解決に向けた行動計画を立案する ・学びや教訓を活かす場面を想像する

　臨床での指導におけるリフレクションの効果としては，次のようなことが挙げられます。

・自己の看護を分析的に振り返り，経験から学ぶことで，より質の高い看護実践ができる

・学習ニーズを明確にしていくことができる

・自分自身の行動結果に気づく

　図4以外にもリフレクションに関連するモデルは複数あります。それらを踏まえ，キーとなるプロセスを**図6**に示します。

印象に残ったことや気になったこと，指導されたことを表出させる

　リフレクションは，ハッとした経験から始まるとも言われています。気になったこと，印象に残ったこと，指導されたことを表出させる＝自覚してもらうことからリフレクション支援を始めます。

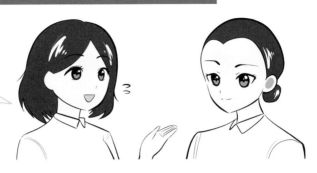

自覚を促すための，指導者の声かけの例

今日初めてターミナル期の
患者さんとかかわったけれど，
対応で悩んだ点は
何かありますか？

　「どうだった？」「何かあった？」という問いかけで，リフレクションをスタートできる学習者もいますが，中には業務をこなすことにいっぱいいっぱいで，後で印象に残ったこと，気になったことを問われても思い出せない場合もあります。また，指導者の視点ではここを振り返ってほしいというポイントがあったけれど，学習者自身はその時にどんな感情を抱き，どう考え，どう動いたのかが思い出せないということもあります。業務中でゆっくりとリフレクションする時間が持てない場合は，「今のは後で振り返ろうね」と指摘しておくとよいでしょう。指摘は，学習者にとっては記憶のくさびとなり，後で思い出しやすくなります。

　また，リフレクションは，指導されたことなどの「問題」や，上のイラストのような「自由」な視点のほか，「目標」に対して行うことも必要です[48]（**図7**）。指導の前に，学習目標を共有していると思いますので，「今日はこの目標を立てていたけれど，どうだった？」と問い始めればよいのです。

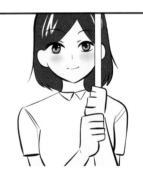

自覚を促す問いかけを
行うことが，
リフレクションの第一歩

学習者に経験したことの評価，分析の支援を行い，自ら学びや課題を見いだせるようにかかわる

　リフレクション支援とは，看護実践中やその後に，気になることをきっかけにして，自身の経験や知識，感じたことを振り返り，物事のとらえ方の変化や具体的な課題を明らかにすることです。課題を明らかにするためには，指導者は対話を通じて学習者自身に批判的分析を行ってもらい，言語化できるよう支援する必要があります。このようなスキルが，「リフレクション支援」の中核部分になります。ここで押さえてお

図7 ● リフレクションの3つのタイプ

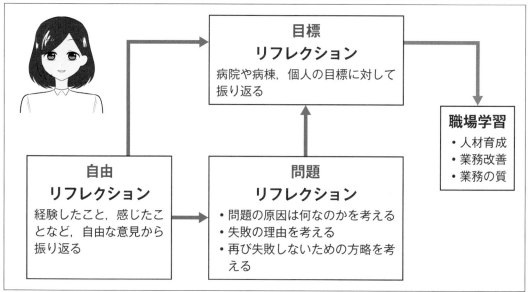

松尾睦：職場の学びを促す3タイプのリフレクション，NPO法人イージェイネットメールマガジン第69号，2015年8月31日.を参考に筆者作成

いてほしいことは，「批判的分析」は良くなかった点のみに焦点をあてるものではないということです。振り返りでは，どうしてもできていないところばかりに注目してしまいますが，良かった点に関しても，今後同じような場面で，自分自身のレパートリーとして意図的に使えるよう，なぜうまくいったのかを分析することも大切です。

　良くなかった点に関するリフレクションを行う際に注意しなければいけないのが，「私が悪いんだ」といった学習者自身の人格が悪いというような分析にならないようにすることです。良くなかった“行為”に着目し，その行為はどう考えて行ったものなのか，その時どんな感情を抱いていたのかを明らかにした上で，どうすればよかったのか，なぜできなかったのかを分析して教訓を得たり，次に同じような場面に遭遇したらできるようになるために，自分がすべきこと（課題）を明らかにしたりすることが必要です。課題は見いだせても，その先の改善行動につながらない人もいますので，課題を解決するために，いつ，どのように課題解決の行動をとるのかまで，確認しておくことがポイントです。

　振り返りはしたのに，また同じようなインシデントを繰り返すという人もいます。これは，振り返りの時に教訓としたこと，以前経験した時に学んだことが，別の場面にも使えるという類推する能力が低いことが原因です。この能力をトレーニングするには，教訓としたことを，「それはほかにどんな場面で使えると思う？」というイメージトレーニングをさせる質問を加えることが必要です。これを繰り返していくことで，自然とあれにもこれにも使えるかもしれないと考えられるようになり，実践場面で自身のレパートリーの活用が進みます。

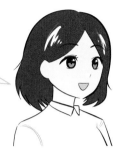
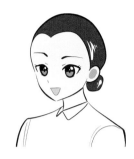

ナースコールが多い
患者さんの心理背景って，
どういうものなんだろうね？

　リフレクションは，間違った判断，軽率な判断を正すといった実践内容やプロセスに対するものが多く，比較的経験の浅い新人看護師や若手看護師にだけ必要なものと思われがちです。しかし，それは違います。自分自身の習慣や価値観に意識を向け，その意味づけの枠組みの転換，見方の変換を図る，いわば自分自身の想定に対するリフレクションも必要です。想定のリフレクションができず困ることがあるのが，ベテラン看護師や部署異動してきた看護師などです。リフレクション支援は，対話で行いますので，コーチングスキルをうまく使って支援してあげましょう。

> **コーチングスキルを使って，学習者自身に
> リフレクションのプロセスを踏んでもらう**

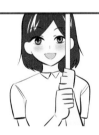

課題解決や学んだことを次に活かすためのアドバイスを行う

　リフレクションのキープロセス（**図6**）に従い，「批判的分析」を行うことで課題解決につなげる必要があります。そのためには，指導者のアドバイスが必須となります。
　ただし，リフレクションを実現するための，対話における具体的なポイントは「アドバイス一辺倒ではなく，まず学習者に語ってもらう」ことです。勤務終了後，「今日はどうだった？」「処置介助，もっとこうした方がいいよ」など，たとえ振り返りの会話をルーチンで行っていたとしても，振り返りの会話の構造自体が学習者の緊張感を増大させ，会話を閉ざしてしまうことも十分に起こり得ます。自分の間違いや意見を他者に指摘されると，自然と防衛反応が働くため，リフレクションにはつながり

にくいという特徴があります。

　学習者に語ってもらうにあたり，指導者は質問の投げかけ方を意識しましょう。リフレクションの基本は，学習者自身の言語化を促すことであり，気づきを促す問いかけが重要です。「今日のＡさんのケアは，どのようなところに注意しましたか？」「それはなぜですか？」などの質問を投げかけ，学習者自身の言語化を促しましょう。また，指導者自身の考えも添え，互いの考えを確認し合える場所とすると，さらにリフレクションが深まるでしょう。自分自身の考えを否定されず，聴いてもらえる場所があれば，学習者は次の看護実践で活かすことができます。そして，その看護実践を再びリフレクションし，次の看護実践に活かすサイクルを確立できます。とにかく，指導者は「問いかけのプロであれ」ということです。

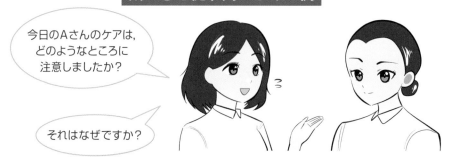

気づきを促す問いかけの例

今日のＡさんのケアは，どのようなところに注意しましたか？

それはなぜですか？

学習者が自らリフレクションをして
関心が高まっている時に行う先輩としてのアドバイスは効果的

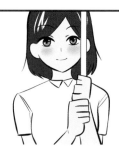

課題解決のために学習内容を適用する機会をつくる

　指導者の意図的な問いかけを通し，リフレクションを行い，課題が明確となり，学習者は次の行動計画を立案することができました。しかし，計画の立案だけでは，課題解決とはならないため，指導者は学習者が学習内容を適用できる機会をつくらなければなりません。例えば，中心静脈カテーテル挿入介助で緊張してしまい，患者への声かけが行えなかったあきさん（学習者）には，リフレクション・プロセスを通して立案した行動計画を実践できるよう，中心静脈カテーテル挿入介助ができる機会を設けましょう。

良い例 学習者を信頼し，学習内容を適用する機会をつくっている

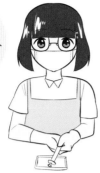

1

中心静脈
カテーテル挿入
介助中

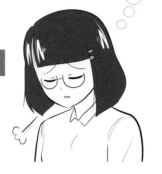

2

全然声かけ
できなかった…

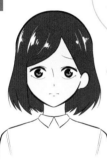

3

あきさんの
気持ちを考えると，
ここでもう一度
チャレンジする機会が
必要そうだな

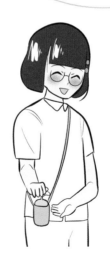

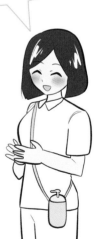

4

前回のCV介助の時には，
患者への声かけができなかったのか。
今日，CV挿入する患者がいるから，
声かけを意識して
もう一度やってみようか

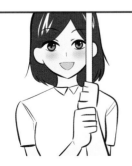

もう一度チャレンジし，
課題を解決できるように
機会をつくろう

コラム&Tips ⑫ 凝り固まった頭をほぐそう！

　「アンラーニング」とは，一般的に「いったん学んだ知識や既存の価値観を批判的思考によって意識的に棄て去り，新たに学び直すこと。個人や組織が激しい環境変化に適応して，継続的な成長を遂げるためには，いわゆる学習（ラーニング）と学習棄却（アンラーニング）という，2種類の一見相反する学びのプロセスのサイクルをたえず回していくことが不可欠」と紹介されています（出典：『コトバンク』）。

　人は慣れ親しんだ行動や考え方からはなかなか離れられず，自身の行動や考え方が習慣化していることに気づかないケースも多いと思います。そのため，「アンラーニング（学びほぐし）」が必要となります。まずは，自己の価値観，慣習に気づくことに加えて，さまざまな価値観，慣習を知るための対話（アウトプット）が必要です。

　日本語訳の「学習棄却」からは，学んだことを帳消しにして，学び直すというイメージを持ってしまうかもしれませんが，イメージとしては，「これまで組み上げたブロック（知識やスキル）を一度ばらし，今の状態・状況に適したものに組み上げ直す」「編んでいたセーターのサイズが合わないので，一度ほどいて編み直す」といった感じです。

　グローバル化が進み，技術の進歩が目覚ましいこの時代，社会システム，医療システムや価値観も絶えず変化しています。今までのように「形式化された知識を詰め込む」学習だけでは対応できなくなるため，アンラーニングという学習プロセスを習得しておくことは，これからの時代で活躍するための助けにもなると思います。

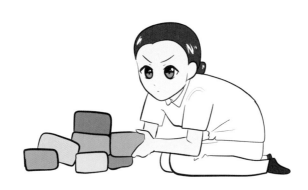

Q1 コーチングスキルについて，適切ではない説明はどれでしょうか？

1．学習者の自己表現をサポートできるように積極的に傾聴を行う必要がある

2．学習者の失敗が患者に影響しそうな場面では指導者がフォローする

3．コーチングとティーチングのバランスが重要である

4．コーチングでは，できていないことを指摘しない方がよい

Q2 指導の実施で，適切な説明はどれでしょうか？

1．学習者が傷つく可能性があるため，できていないことはフィードバックしない方がよい

2．目標とするパフォーマンスとのずれは，できるだけ早く指摘してあげる方がよい

3．良いと言われる方法は，誰にでも効果的なので適応してみるべきである

4．学習目標は，教育担当者や指導者が確認しておくものである

Q3 ファシリテーションについて，適切ではない説明はどれでしょうか？

1．完全に型にはめこむ「線路型のファシリテーション」がよい

2．「安全な場づくり」がとても重要である

3．会話の最中にコーチングスキルを発揮するとよい

4．学習者が学ぶサイクルを確立できるよう，思考を促進する質問を投げかけることが重要である

Q4 リフレクション支援について，適切ではない説明はどれでしょうか？

1．リフレクションとは，「自己の思考と感情，行為について自覚的になり，熟考し，次からどうしていくべきかを見いだすこと」である

2．リフレクションにおいて，学習者にはまず語ってもらうことが重要である

3．学習者の課題は指導者が伝え，次回に活かせるようにする

4．課題解決に向けた学習内容を適用する機会をつくる

Q1の答え　4

1. 適切

　学習の主体は学習者であるため，学習者の自主性（学びたい気持ち）を尊重することが大切です。「指導者としての基盤」（教え方のスキル①〜④）にもあるように，学習者自らの考えや思いを促すような積極的傾聴に努める必要があります。

2. 適切

　失敗から得られることも多くありますが，臨床での指導の場面では，患者の安全を指導者が担保することが最優先です。学習者の実践が患者に悪影響を及ぼさないように，指導者がフォローしましょう。

3. 適切

　コーチングとティーチングのバランスが重要です。コーチングがどんな時も有効，というわけではありません。初めて経験するようなことであれば，実際にどのように実践すればよいかという答えを学習者は持っていません。そのような場合であれば，まずは必要な知識を伝え，やってみせ，モデルを示すことも必要となります。

4. 不適切

　コーチングでは，「学習者主体」ということを強調しているため，指摘することをためらったり，指摘があやふやになってしまったりすることがあります。しかし，これはあまり良くありません。できていないことは「できていないよ」としっかり伝えてあげることが重要です。その時に，「どういった場面のどこが」という具体的な指摘をしてあげることが重要です。

Q2の答え　2

1. 不適切

　フィードバック自体の目的は，①情報通知，②立て直しで，単なる指摘とは異なります。「たとえ耳の痛いことであっても伝える」ことが重要です。もちろん，その際の伝え方は十分に考えなければなりません。

2. 適切

　学習者が，学習目標と現在のパフォーマンスのずれを認識することは，自身の課題を解決していく上でとても重要です。最もフィードバックを必要としているのは課題に取り組んでいる最中であり，「即時フィードバック」が良いということが背景にあります。

3. 不適切

　何かしらの方法に凝り固まらず，「使えるものは何でも使う」ことで問題を解決しようとする，なり振り構わない折衷主義は重要ですが，学習者に合うのか，どんな学習成果に向くのかなどをよく吟味して用いる必要があります。

4. 不適切

　「おとなは教わるのではなく自ら物事を学び，研究と探求によって習得することができる」というのが成人学習の特徴です。「おとな」として主体的な学びを進めていく上では，学習者と共に目標を共有することが必要となります。

Q3の答え　1

1. 不適切

完全に型にはめこむ「線路型のファシリテーション」は，学習者の思考を停止させる危険性があります。目指すべき方向は明確でありながら，自由に行動できる余白を残す「ガードレール型のファシリテーション」が理想です。

・・・

2. 適切

「安全な場」とは，心理的安全性が高い場です。そのような場づくりが行えると，学習者は質問や相談もしやすくなります。

・・・

3. 適切

学習のために「安全な場」を形成するためには，会話の中でコーチングスキル（コミュニケーション技術）を発揮することが役立ちます。

・・・

4. 適切

学習者の思考のサイクルを回すような問いの投げかけなど，学習者の主体性を尊重するようなファシリテーションが必要となります。ファシリテーターは学習者の支援者であるため，学習者がアクティブに思考しているのかを判断することが求められます。

Q4の答え　3

1. 適切

リフレクションとは，「自己の思考と感情，行為について自覚的になり，熟考し，次からどうしていくべきかを見いだすこと」です。リフレクション促進に向けて，指導者は質問の投げかけ方を意識しましょう。

・・・

2. 適切

リフレクションを実現するための対話における具体的なポイントは「アドバイス一辺倒ではなく，まず学習者に語ってもらう」ことです。

・・・

3. 不適切

リフレクションの基本は，学習者自身の言語化を促すことであり，気づきを促す問いかけが重要です。課題を明らかにするためには，指導者との対話を通じて，学習者自身が言語化をする必要があります。

・・・

4. 適切

指導者の意図的な問いかけを通し，リフレクションを行い，課題が明確となり，学習者が次の行動計画を立案することができた後は，課題解決に向けた学習内容を適用する機会をつくりましょう。

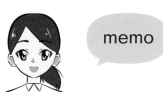

memo

忘れてはいけない！
自己の成長にも
つながる評価

ここまでは，学習者が目標に到達するまでの「指導者としての基盤」（教え方のスキル①～④），「指導計画と準備」（教え方のスキル⑤～⑧），「指導実践における教え方」（教え方のスキル⑨～⑪）について解説してきました。臨床での指導を実践するにあたり，教え方のスキル①～⑪ができていれば十分でしょうか？　その答えは，「No！」です。

　臨床での指導を実践する中で，最も忘れがちになることが"評価"です。しかし，"評価"は，より良い指導を実践していく上で，最も重要だと言っても過言ではありません。

　"評価"は，一般的には品物の価格を定めることや評定した価格といった「値踏みをする」ことや，物事の善し悪しなどを「価値判断」することに用いられます。指導実践における評価とは，学習の目標に照らして，指導の効果を判定し，指導実践自体を振り返り，修正・改善することを目的にするものであり，決して学習者を値踏みしたり，価値判断したりするものではありません。そして，適切に"評価"をするために必要不可欠なのは，「教え方のスキル⑤　学習のゴールを確認する」ことです。つまり，学習者の学習目標を明確にしておかなければ，「どの程度理解できたのか」「何ができるようになったのか」といった学習目標の到達度も評価できないということです。学習目標を確認する際に押えておくべきポイントは，「①目標行動」「②評価条件」「③合格基準」の３つです（「教え方のスキル⑤　学習のゴールを確認する」P.52～55参照）。必ず覚えておいてください。

教え方の スキル	**12**	学習者の目標到達度を評価し共有する
教え方の スキル	**13**	実施した指導を評価する

　この２つのスキルが具体的に何を示しているのか，これから解説していきます。

学習者の目標到達度を評価し共有する
～決めた目標はどこまで？ みんなで評価・共有しよう！

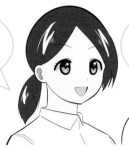

中心静脈カテーテル
挿入による
合併症は何でしたか？

1つも物品を
不潔にすることなく，
出せていましたね

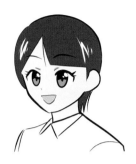

　上のイラストは，まみさん（学習者）が中心静脈カテーテル挿入介助を行った後に，学習の到達度を評価している場面です。ゆかりさん（指導者）の発言内容に注目してみてください。1つは「中心静脈カテーテル挿入による合併症は何でしたか？」と質問形式になっています。もう1つは「1つも物品を不潔にすることなく，出せていましたね」と行動を観察した結果をまみさんに伝えています。これは，学習内容によって到達度の評価方法が異なることを意味しています。学習成果による評価方法については**表1**を参照してください。

表1 ● 学習成果による評価方法

種類	性質	評価方法
言語情報	名称や単語など，指定されたものを覚えること	・再認形式のテスト：○×方式，多肢選択法（選択肢の中から正しいものを選択する），組み合わせ法（正しい組み合わせを線で結ぶ） ・再生形式のテスト（選択肢なしで記載するタイプのテスト）
知的技能	ルールや原理，概念を理解して，未知の事例に適用する力	・未知の事例に適用させる 　＊再生が基本。再認の場合，つまずきに応じた選択肢を用意する ・課題の全タイプから出題し適用できる範囲を確認する
認知的方略	自分の学習過程（学び方・考え方）を工夫し効果的にする力	・学習の結果より学習過程に適用される ・学習過程の観察や自己描写レポートなどを用いる
運動技能	筋肉を使って身体の一部や全体を動かす／コントロールする力	・実演させる：やり方を知っていることと実践する力は違う ・評価ツール（チェックリストなど）を活用し正確さ，速さ，スムーズさをチェックする
態度	ある物事や状況を選ぼう／避けようとする気持ち	・行動の観察または行動の意図を表明する場を設定する ・一般論でなく，個人的な選択行動を扱う

看護師は交代制勤務で働くことが多く，いつも同じ指導者が同じ学習者を指導することは極めて難しい状況にあります。学習者が効果的に学習し，成長していくためには，学習者の目標到達度を評価し，学習者と学習者にかかわる人たちと共有することが大切であり，次の行動が求められます。

> ### 「学習者の目標到達度を評価し共有する」ために必要な行動
>
> ☐ 学習者を客観的に評価するためにツールを使う
> ☐ 学習者の進捗状況を引き継ぐ

看護実践において，学習者の目標到達度を評価するためにチェックリストのような評価ツールを使用することも多いと思います。評価ツールを使用することは，統一して客観的な評価ができることに加えて，継続的に評価することで客観的な変化をとらえることができるというメリットがあります。

例えば，ゆかりさん（指導者）があきさん（新人看護師）に「採血（技術）」に関して指導する場面で考えたいと思います。

この事例では，あきさんはこれまでに患者に2回採血をした経験があります。そして2回目に実施した後，ゆかりさんから「採血中にしっかり針を固定できたら大丈夫だと思うから，もう1回だけ見てもらって，自立の評価をしてもらってね」と指導されたため，あきさんはそれが合格するために克服すべき課題だと認識しています。しかし3回目の実施では，のぞみ先輩（別の指導者）に「＋α」の指導を受け，結局自立は見送りになりました。

この事例で注目すべきポイントは次の2点だと考えます。
①指導者―指導者間，指導者―学習者間で，「何ができたら合格なのか」という合格基準の認識にずれが生じていたこと
②指導者―指導者間で学習者の進捗状況がうまく引き継がれていなかったこと

1

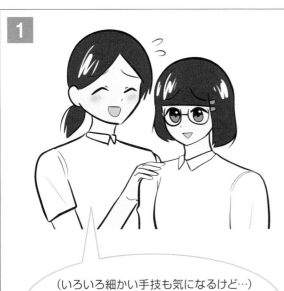

（いろいろ細かい手技も気になるけど…）
採血中にしっかり針を固定できたら
大丈夫だと思うから, もう1回だけ見てもらって,
自立の評価をしてもらってね

2

採血中に針をしっかり固定できるか
確認しておいてください

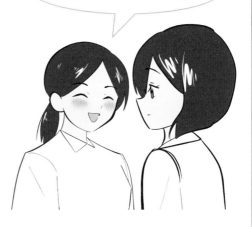

3

患者さんへ説明する時に,
検査の目的も説明した方がいいよ。
それと穿刺する時にもう少し皮膚を伸展させた方が,
より確実にできるよ

そこは前回
何も言われなかったのに…
結局今日も
自立できなかった…

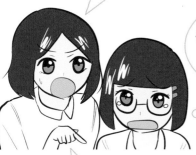

あと, 逆血しながら神経損傷の有無を
確認するのではなく, 穿刺した際に確認した方がいいよ。
採血の機会はたくさんあるから, もう1回見てもらって

4

前回も確か,
そんな感じでした

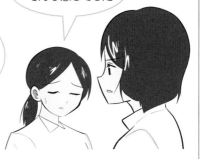

学習者を客観的に評価するためにツールを使う

①指導者―指導者間，指導者―学習者間で，「何ができたら合格なのか」という合格基準の認識にずれが生じていた点について解説します。

指導者によって，指導される内容が異なるということは誰もが経験したことがあると思います。指導者の多くは，日々の看護実践をしながらリフレクションを繰り返し，自分なりのやり方（マイセオリー）を見いだしながら成長を続けているため，指導内容も指導者それぞれが体験してきた経験に影響を受けることがあります。これでは，学習者が「何ができたら合格なのか」分からなくなってしまうのも当然です。

ここで重要なことは，学習者にあれもこれも教えるのではなく，原理・原則に基づいて合格基準を明確に設定しておくことです。そして，その合格基準を指導者間で共有するだけでなく，学習者とも共有しておくことが大切です。その際にチェックリストのような評価ツールを用いるとより効果的です。評価ツールの作成にあたっては，誰が評価しても統一した評価ができる項目を設定したり，項目ごとに注釈などをつけたりすることでその精度は高まります。

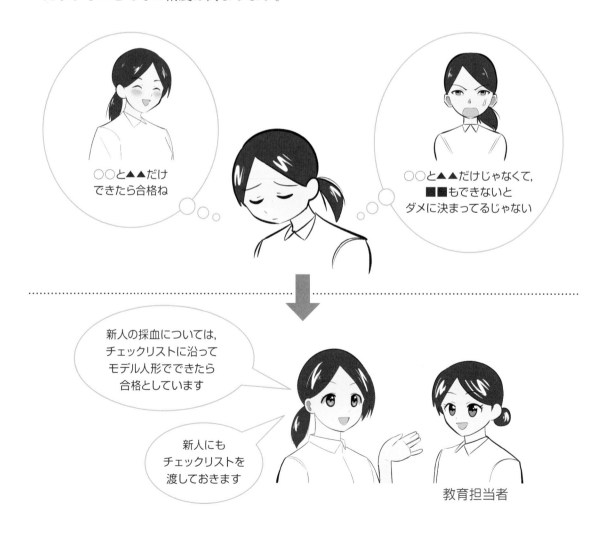

学習者の進捗状況を引き継ぐ

②指導者−指導者間で学習者の進捗状況がうまく引き継がれていなかった点について解説します。

事例では，指導者間であきさんの採血の手技の習得状況（進捗状況）が正しく引き継がれていません。進捗状況がうまく引き継がれないと，学習内容に過不足が生じ，効果的な指導が行えなくなってしまいます。そのため，指導者間で学習者の進捗状況を共有できるツール（申し送りノートや閲覧制限を設けたパソコンファイルなど）を用い，見える化しておくことがポイントです。もちろん，内容によっては活字での表現が難しかったり，伝わりにくかったりすることもあるため，口頭での申し送り・引き継ぎを行うことも大切です。進捗状況を共有するツールの中では，個人の繊細な情報を取り扱う可能性がありますので，情報管理にも十分配慮する必要があります。

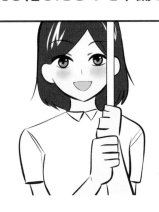

学習者の学習状況を
見える化したものを準備し，共有する

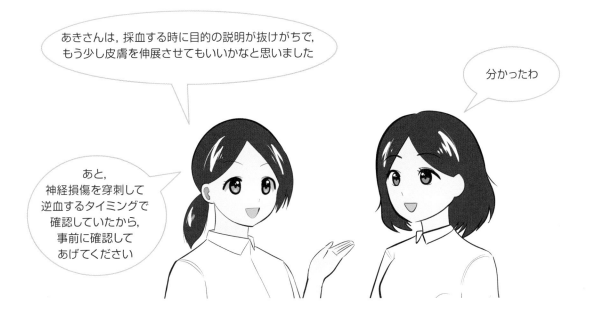

あきさんは，採血する時に目的の説明が抜けがちで，もう少し皮膚を伸展させてもいいかなと思いました

あと，神経損傷を穿刺して逆血するタイミングで確認していたから，事前に確認してあげてください

分かったわ

3つの評価機能

　進捗状況を把握すること，つまり事前に「何ができて，何ができないのか（能力）」を確認するための評価を，教育用語では「診断的評価」と言います。私たちが普段行う評価には，「診断的評価」のほかに「形成的評価」「総括的評価」というものがあります（**表2**）。

①診断的評価

　臨床看護実践に必要なスキルは，基礎教育のように「○○看護学」と縦割りにできるものではなく，一つひとつのスキルが密接に関連しています。また，1つのスキルを習得しても，すぐにそれに関連したスキルを習得したり，応用したりしていくことが求められるため，常に学習者の診断的評価をしておかなければなりません。

　例えば，静脈採血は自立している新人看護師に「血管模型を用いて，手順書どおりに静脈ライン確保を実施できる」ことを目標に指導内容を考える場面を想定してみましょう。この場面における，新たな指導内容は言うまでもなく「静脈ライン確保に関する知識・技術」になります。ここで考えるべきポイントは，その指導内容に，新人看護師が静脈採血の自立までに習得した知識・技術も含まれているということです。

表2 ● 評価の種類と目的

評価の種類	評価の目的・留意点
診断的評価	前提となる学力の実態を明らかにするためのもの 新しい指導内容を学ぶにあたって必要となる学力や生活経験がどの程度形成，存在しているのか確かめる 新しい指導内容についてどの程度の学力や生活経験があるのか確かめる
形成的評価	ある学習目標を達成するために，教育活動の途中で行う評価 教育活動の展開をコントロールしたり，教育活動へフィードバックするためのもの 学習者にとっては指導の見通しを得るために行われるもの 形成的評価は，指導のポイントとなるところ，間違えやすいところで行う 教えたこと以外を問うてはいけない 結果はすぐに学習者にフィードバックする
総括的評価	計画・準備していた指導が一通り終了した段階で，指導の成果の把握や評価，認定を行うためのもの

例えば，上肢の血管や神経の走行，留置針の穿刺角度などがそれに該当します。このような知識・技術は口頭ならびに実演で評価することもできるため，改めて指導する必要はないかもしれません。また，新人看護師が静脈採血を自立するまでにどのような支援が必要だったのか，静脈採血の実施経験はどの程度あるのか，そのうちどのくらい1人で実施できたのかということも指導内容を検討する上で重要な情報となります。要するに，「静脈ライン確保に関する知識・技術」に関連する知識や技術の習得状況や経験状況を把握することが，診断的評価につながるということです。

②形成的評価

さきほどの静脈ライン確保の場面で考えてみましょう。皆さんもそれぞれの施設の手順書などを活用しながら知識や技術を確認することがあると思います。しかし，毎回すべての項目をチェックしているわけではないと思います。学習者の理解状況やスキルに応じて，重点的に指導する項目もあれば，全体の流れを反復トレーニングすることもあります。学習内容によっては，一度の学習時間内に複数回指導することもあり，指導内容を少しずつ変更していると思います。その指導内容の変更を決定させる因子となるものは，1回1回の指導に対して学習者の理解状況やスキルを把握すること，つまり形成的評価なのです。

③総括的評価

一方，総括的評価は，計画・準備していた指導が一通り終了した段階で，評価ツールを用いたテストなどを活用し指導の成果を測定・評価するためのものだと言えます。さきほどの静脈ライン確保の場面で言うと，血管模型を用いて，手順書どおりに静脈ライン確保を実施できているか（合格か否か）を評価することです。

＊　＊　＊

臨床での指導においては予定された指導内容だけでなく，突発的に生じた事象（例えば多重課題への対応や患者からのクレームなど）について指導しなければならないこともあります。そのため，当然のことながらすべての指導内容について評価ツールを定め，活用することは難しいと思います。業務の途中で，学習者の理解状況を確認（形成的評価）したり，対話を通してリフレクション支援をしたりしながら，現時点で何ができて何ができないのかを明確にしていくことが重要です。そして，その結果を踏まえ，学習目標や学習内容を再度修正する必要があるのかを検討し，学習者と共有することが大切になります。また，「指導計画と準備」の段階で，指導内容に応じて，どのように評価をするのか明確にしておくとより効果的な評価方法を検討することができます。

　病院などの組織での看護は，1人だけで完結することはありません。日勤から夜勤，そして日勤へ，複数の看護師が引き継ぎを行いながら看護を提供していきます。看護は，看護師間の連携によって成り立っています。ですから，いくら個人が能力を高めたとしても，看護の質の向上には限界があります。看護の質を高めようとすれば，病棟全体で個々の能力の底上げと相乗効果を生む連携が必要です。すでに学ぶ必要のない優秀な看護師だけを集めた「オールスター」病棟であれば話は別ですが，普通の病棟はそうではないはずです。誰しも病棟などの組織に配属され，新参者として初めは「周辺的」な立場から徐々に知識やスキル，ノウハウを獲得し，「中心的」な役割を果たすようになっていきます。病棟に配属されて，さまざまな患者を受け持つ，病棟内の係を担当する，委員会に出るようになる，指導者や教育担当者を担うなど，さまざまな役割や仕事を担うプロセスそのものも学習であると言えます（専門用語では，正統的周辺参加と呼びます）。そして，そのプロセスをうまく踏めるような組織であるかも重要であり，組織自体も学習していかなければなりません。

　組織の成熟度具合をチェックするものとして，**表3**のようなものもあります。7段階のリッカート尺度などにしてスタッフに評価してもらうことで，組織・部署の傾向や改善すべきポイントが明確になるかもしれません。また，改善に向けた活動を実施した後に再評価してもらうことで，活動の評価にもなると思います。

表3 ● 組織の成熟度具合に関するチェック項目

※②，⑤，⑦，⑧，⑪，⑬，⑭，⑯，⑰，⑱（　）は反転質問項目

精神的な安全	①病棟では，思ったことを自由に発言しやすい
	②病棟では，ミスを犯したメンバーに非難の矛先が向けられることが多い
	③病棟のメンバーは，問題点や意見の相違について気軽に話し合う
	④病棟のメンバーは，成功事例や失敗事例を共有することに熱心である
	⑤病棟で活動するには手の内を明かさないことが最善策である
違いの尊重	⑥病棟では，意見の相違が歓迎される
	⑦病棟では，主流の考え方に沿った意見でなければ尊重されない
	⑧病棟には意見が食い違った場合，その相手と直接話し合うことなく，個人的にまたは裏で処理する傾向が見られる
	⑨病棟のメンバーは，従来と異なるやり方で業務を遂行することに寛容である
新しいアイデアへの寛容度	⑩病棟のメンバーは，新しいアイデアを尊重する
	⑪病棟のメンバーは，長らく親しまれてきたアイデア以外には耳を貸さない
	⑫病棟のメンバーは，仕事のやり方を改善することに関心が高い
	⑬病棟のメンバーは，未知の方法に抵抗することが多い
省察にかける時間	⑭病棟のメンバーは，過度のストレスを感じている
	⑮病棟のメンバーは，業務量が多くても，あえて時間を割いて仕事の進捗状況を見直す
	⑯病棟では，スケジュールに追い立てられて，業務の遂行に支障を来している
	⑰病棟のメンバーは，忙しすぎて改善に時間を割くことができない
	⑱病棟では，省察する時間が全くない

Garvin David A.他：「学習する組織」の成熟度診断法—環境，プロセス，リーダー行動から判定する（Feature Articles「協力する組織」のマネジメント），Diamondハーバード・ビジネス・レビュー，Vol.33，No.8，P.124～125，2008.より引用，改変

実施した指導を評価する
～自分の教え方はどうだったかを振り返ろう！

「実施した指導を評価する」ために必要な行動

- ☐ 学習者の学習到達度の結果を踏まえ，自己の指導の評価を行う
- ☐ 次の指導につなげるためのリフレクションを行う

学習者の学習到達度の結果を踏まえ，自己の指導の評価を行う

　「教え方のスキル⑫ 学習者の目標到達度を評価し共有する」（P.119～125）では，3つの評価機能について解説しました。評価は学習者のためだけに行うのではなく，指導方法および指導内容に対してもフィードバックを与えてくれます。特に「形成的評価」の考え方には次の2つの基盤があると言われています。

①学習の結果として落ちこぼれてしまう（もともと落ちこぼれではない）
②目標到達できない状況を学習者の責任であると一方的に押し付けず，教育内容・方法を変えることを目指す

　つまり，学習者に指導したことができるようになっていないということを指導者の責任の範疇としてとらえ，「学習者の学習到達度の結果を踏まえ，自己の指導の評価を行う」ことが重要です。

　臨床での指導においては，いつも最善の指導が実施できるよう指導計画・準備，指導実践をしていると思います。しかし，当然のことながらすべての学習者が目標に到達できるとは限りません。より良い指導者になるためには「指導したつもり」にならないように，学習者に目を向け，自らの指導を評価・改善していくことが重要です。

次の指導につなげるためのリフレクションを行う

　指導の評価が重要な理由として，臨床での指導は非常に限られた制約の中で実施しなければいけないということが挙げられます。ここで言う「限られた制約」とは，単に指導する上での対象患者，看護師配置，時間，場所，物品などの条件だけでなく，指導を実施する状況も含みます。臨床現場では，担当患者の状態変化や急な処置などのように，あらかじめ予測できない状況に遭遇することも多々あります。このような場合，入念に立案した指導計画どおりに指導を実施することは難しく，指導方法の変

更を余儀なくされるということもあると思います。

　臨床で指導する上で，このような不測の事態が起こらないことを切に願いたいところですが，医療現場ではそうはいきません。そこで重要なことは，「次の指導につなげるためのリフレクションを行う」ことです。リフレクションを行う上で重要なことは，"いつ行うのか"ということです。指導で一般的に行われる振り返りは，多くの場合，ある一連の行為が行われた後（勤務終了後）などに行われることが多いと思います。いわゆる「行為に向けた省察（Reflection on action）」です（P.104参照）。

　しかし前述したように，臨床では，不測の事態がいつ起こるか分かりません。そのため，指導者は不測の事態が起きた時にも臨機応変に指導方法を変更し実践することが求められます。つまり，立案した指導計画が，今この状況で適切なのかを実践しながら考え，必要に応じて修正しなければならないということです。つまり，「行為の中の省察（Reflection in action）」をする必要があるということです（P.104参照）。行為の中の省察は，不測の事態にだけ必要ということではありません。例えば，後述する「業務支援」（P.132参照）は，学習者のスキルや理解度に応じて指導方法を変更する必要があります。指導者は分かりやすく指導しているつもりでも，「学習者の反応が悪い，なんだか腑に落ちない表情をしている」場合には，指導方法を変更しなければいけません。このように行為の中で指導者自身がリフレクションを行うことで，臨床での指導のクオリティは格段にアップします。

事例

　ある日の日勤で，まみさんは，2回目の中心静脈カテーテル挿入介助を実施する予定です。この日の指導者はのぞみ先輩でした。それでは，のぞみ先輩の指導場面を少し見てみましょう。

　のぞみ先輩は，まみさんが1回目の挿入介助で合併症の理解が不十分であったと引き継ぎを受けていました。そのため，のぞみ先輩は事前にまみさんに合併症についての理解を確認した上で，まみさんと共に今回は1人で合併症の観察ができるということを目標にすることに決めました。

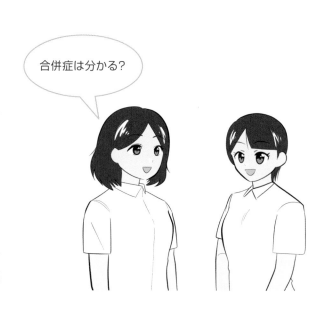

合併症は分かる？

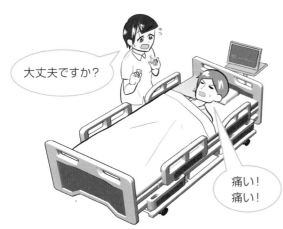

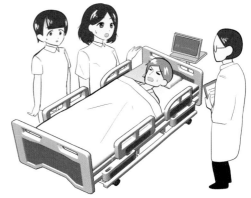

実際に中心静脈カテーテル挿入が始まりましたが，思った以上にうまく挿入できません。

その時，患者が突如痛みを訴え，モニターでSpO_2が80％台まで低下しました。まみさんは「大丈夫ですか？」と患者に声をかけていますが，SpO_2の低下にも気づいておらず，何が起こっているのか分からずパニックです。

まみさんはパニック状態になると，周りの声も聞こえなくなる傾向にあることを知っていたのぞみ先輩は，このまままみさんに任せるのは危険だと判断しました。のぞみ先輩が気胸の可能性を考え，呼吸困難感の確認と呼吸音を聴取すると，明らかに右上葉の呼吸音が減弱していたため，のぞみ先輩は医師に報告し，いったん中心静脈カテーテルの挿入は中止することになりました。

このように，指導もあらかじめ準備した計画どおりにいくとは限らないため，常に学習者の状況をモニターし，その状況に合った指導方法に変更しなければなりません。

また，その時に行った指導（行為）に対してのリフレクションも忘れてはいけません。自身が行った指導によって，学習者はどこまで学習到達したのか，次の指導に向けて指導者としてのリフレクションをすることがとても大切です。

自分自身の指導（行為）についてリフレクションを行う際には，臨床での指導に必要な『OJTスキルのチェックリスト』（P.137）に沿って振り返ることをおすすめします。このチェックリストの項目に沿って効果的に振り返りをするためには，本書で紹介してきた教え方のスキルを理解し，意図的に指導実践をすることも大切です。しかし，臨床での指導をする中で，常に教え方のスキルを意識するということが難しいこともあるかと思います。そんな時は，指導実践を行っている時の学習者の反応（表情，質問に対する返答の内容や返答にかかった時間など）を思い出してください。学習者が発した"何かおかしい"のサインを切り口に，「なぜそんな反応をしたのか」について，自身の「指導者としての基盤」「指導計画と準備」「指導実践」「評価」の何がどう影響しているのか振り返ってみるとよいかもしれません。このように，『OJTスキルのチェックリスト』を活用しながら振り返りをすることで，指導に必要な教え方のスキルを獲得できるだけでなく，部署内の教育計画の改善にもつながります。

振り返りのプロセスは，「教え方のスキル⑪　リフレクション支援を行う」の図6
リフレクションのキープロセス（P.106）が参考になります。

事例　日中，あきさんの受け持ちではない患者が敗血症性ショックになり，リーダー看護師
はたまたま近くにいたあきさんにノルアドレナリン®1mgを生理食塩水で10mLに希釈
するよう指示をしましたが，なかなか作成できませんでした。その様子を目にしたゆか
りさんは，患者の状態が安定しないバタバタした状況の中，「なぜ薬液を作成できな
かったのか」とその場で指導を行いました。

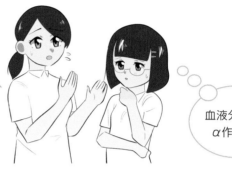

その後，ゆかりさんは，あきさんへのかかわりについてもやもやしたため，自己の指導をリフレ
クションのキープロセスに沿って振り返ってみました。

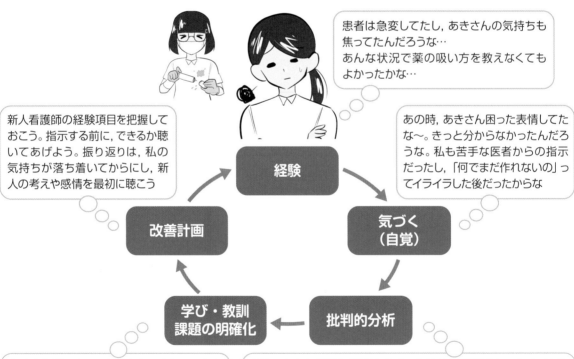

このように，自己の実施した指導場面について，その時の自分の考えや傾向，抱いた感情，行為に向き合い，客観的に振り返ることで，より良い指導につながるでしょう。指導者として，「次の指導につなげるためのリフレクションを行う」ことを習慣化したり，リフレクションを促進したりするには，「語るべき他者」や「応答してくれる他者」の存在が必要だと言われています。学習者に，より良い指導を提供するためには，指導者間で，お互いの指導について意見交換（対話）する機会を設定することも有用かもしれません。

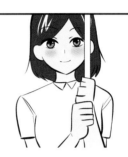

学習者へのリフレクション支援を自分にも適応

自分の教え方を振り返るポイント

●フィードバック

　指導者もより良い指導を行っていくために，振り返りを行っていますが，指導は学習者に合わせて行うもので，「これ！」といった正解があるものでありません。近い目標は日々の学習目標に対する到達ですが，教育の最終目標は，「教えなくても自分で学んでいける人を育てること」です。「教え方のスキル⑨　コーチングスキルに基づいた指導を行う」で登場したフィードバック（P.91〜94参照）ですが，これは「耳の痛いことであっても，相手に現状をしっかり伝えて，将来の行動指針をつくること」と言われています[40]。この「将来の行動指針をつくること」が自分自身でできるようになる＝「教えなくても自分で学んでいける人を育てること」だと言えます。このように，フィードバックには，2つの行動が含まれています。この2つの行動に結びつく指導であったかを批判的分析の視点とすることがより良い指導のレパートリー，マイセオリーを蓄積する上でのポイントとなります。

①（耳の痛いことであっても）相手に現状をしっかり伝えることができていたか？

　近年では，慢性的な看護師不足や看護師の離職率などが問題視されはじめ，「叱ってはいけない，厳しい指導はしてはいけない」という誤った風潮が流れている気がします。指導者の中には「できていないことを伝えるのが苦手／どうやって伝えたらよいか分からない」という人も少なくないと思います。釈迦に説法かもしれませんが，私たち看護師は看護の専門職として高い倫理観を持ち責務を全うしなければいけません。そのため，看護師同士がお互いを守るためにも，時には耳の痛いことであっても言わなければいけないこともあります。要するに，叱ることも厳しい指導も時には必要なのです。ただし，理不尽かつ感情的な指導は良いものではありません。

フィードバックする際のポイントは，"相手に伝わっているかどうか"です。抽象度が高くて，主観的なフィードバックでは，なかなか理解するのは難しいです。そのため，可能な限り客観的な評価を用い，具体的に何ができていて，何ができていないのかを伝えることが大切です。そして，耳の痛いことであっても相手に伝えるわけですから，自分自身もできていないことを受け入れ，改善していくということを忘れてはなりません。

②将来の行動指針をつくることができていたか？

　具体的には，到達度の評価の結果を踏まえ学習者自身に業務や行動を振り返らせて今後の活動計画を立てる支援を行うことです。ここで重要なことは，学習者の持っている力を信じるということです。安易に指導者が考える行動指針を提示するのではなく，学習者自身が考える機会を与えることも必要です。ただし，どれだけ考える時間を与えても学習者が解決策を見いだせないこともあります。そんな状況で時間だけ与えられても，それはただの苦痛にしかなりません。そのような場合は，客観的なアドバイスや支援を提供する必要があります。

● 3つの支援

　「人は職場の人たちからさまざまなかかわり・支援を得られた時に成長する」と考えられており，職場で人が育つためには，3つの他者からの支援が必要だと言われています。それは「業務支援」「内省支援」「精神支援」です[49]。3つの支援は，指導者がすべて行うことではありませんが，管理職や教育担当者，プリセプターなどと共にかかわることで，より効果的・効率的な指導環境が出来上がります。

①業務支援：専門的な知識・スキルを，助言・指導すること

　学習者に，現在の能力でできるレベルよりも少し高い業務，少し背伸びをすれば何とか実施できる業務（背伸び空間：ストレッチゾーン）を経験させることであり，指導者がメインとなるところでもあります（「教え方のスキル⑥　学習者や学習環境の分析や確認を行う」の図1　学習者の置かれる空間〈P.58〉参照）。

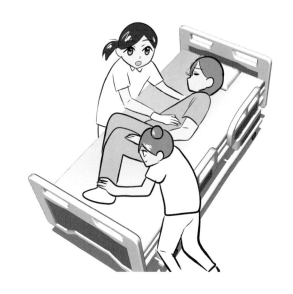

　業務支援をする際には，本書で解説してきたように，学習者の学習状況に応じて，「やって見せる」「助言しながら経験させる」「見守りながら1人で経験させる」を

使い分けます。看護実践においては1つの失敗が患者の生命にかかわることもあるため，望ましくない行為が見られた時にはフォローを行い，即時にフィードバックし，行為を修正できるよう支援していく必要があります。

②内省支援：客観的な意見を伝えて，気づかせる・振り返らせること。リフレクション
　「教え方のスキル⑪　リフレクション支援を行う」に関することです（P.103～111参照）。

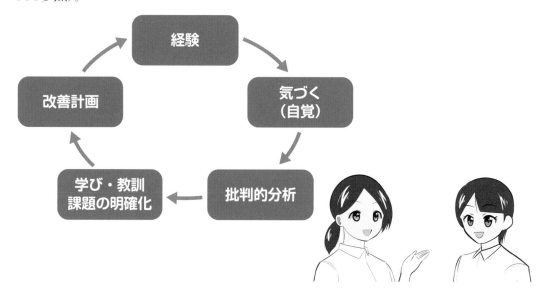

③精神支援：励ましたり，褒めたりすること

　精神支援のポイントは，安易な慰めをするのではなく，できていることを認め，できていないことを正しく認識させることです。特に看護師経験の浅い学習者の場合，一度失敗するとひどく落ち込み，なかなか立ち直れないことがあります。このような状況では，学習者は失敗を後悔するばかりで今後自分が何をすべきか見いだせないことが多いです。つまり，失敗を意味づけし，自己の成長につなげることができていないということです。このような時に精神支援がないと心を病んでしまう可能性もあります。

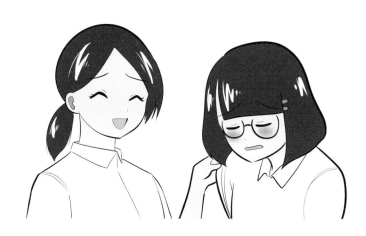

手のかかる学習者は，
自分を最も成長させる先生！

　OJTに必要なスキルに限らず，看護実践に必要となるスキルの多くは，実際の経験を通して獲得しています。だからこそ，成長するには経験を積み，リフレクションすることが大事になってきます。皆さんは，どのような経験がより私たちのスキルを高めると思いますか？

　「自分の能力がぐっと伸びた仕事経験」は，「一皮むけた経験」と呼ばれます。この「一皮むけた経験」に該当する仕事経験には，次のようなものなどがあるそうです[50]。

- 入社初期段階の配属・異動
- 初めての管理職
- 悲惨な部門・業務の改善と再構築
- 降格・左遷を含む困難な環境
- 昇進・昇格による権限の拡大

　少しイメージしにくいかもしれませんが，「今までとは異なる仕事経験」「困難な経験」が能力を大きくジャンプアップさせる経験につながるということです。臨床での指導に置き換えると，「初めてOJTの指導者を任された時」「手のかかる学習者の指導に当たること」が該当すると思います。

　患者のケアもしながらOJTにおける指導者の役割を担う，さらに手のかかる学習者まで…となると，悲鳴を上げたくなるかもしれません。しかし，このような修羅場的な経験は，自分の能力を大きくジャンプアップさせる経験になり得ます。周囲の助けも借りて，乗り越えてください！！

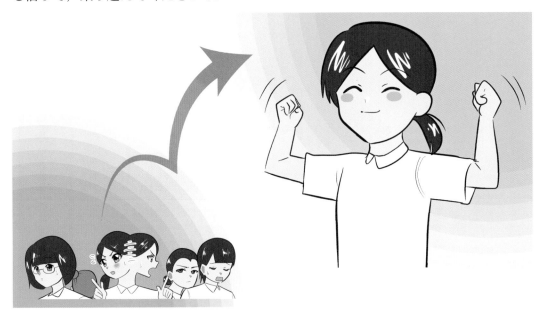

Q1 学習者の目標到達度の評価と共有について, 適切な説明はどれでしょうか

1. 進捗状況がうまく引き継がれなくても, 学習内容に過不足が生じる可能性はない

2. 客観的に評価するためには, チェックリストなどのツールを活用することが有用である

3. チェックリストがあれば, 学習者に関する引き継ぎは特に不要である

4. 学習成果は異なっても評価は一様なので, 同じ評価方法を用いることがよい

Q2 実施した指導の評価・リフレクションについて, 適切な説明はどれでしょうか

1. 指導者自身のリフレクションは, 学習者が目標到達できなかった時のみ実施すればよい

2. 指導者として成長するためには, 指導方法について他者は介せず1人でリフレクションするのがよい

3. 実施した指導をリフレクションするということは, 指導でうまくいかなかったことを反省することである

4. 実施した指導を評価しリフレクションすることで, 学習者の成長のみならず自己の成長にもつながる

知識確認クイズの解答

Q1の答え　2

1. 不適切

指導者間や教育担当者と進捗状況が適切に申し送り・引き継ぎされていないと，当然学習内容に過不足が生じ，効果的な指導が行えなくなってしまいます。

2. 適切

学習目標を達成するためには，指導者－指導者間，指導者－学習者間で「何ができればよいのか」を共有しておくことが重要です。そのために客観的な評価が可能なチェックリストのようなツールを使用することは有用です。ただし，チェックリストも客観的な評価が可能なものであることが前提となります。

3. 不適切

進捗状況を引き継ぐためには，指導者間で学習者の進捗状況を共有できるツールを用い，見える化しておくことがポイントです。ただ，内容によっては活字での表現が難しかったり，伝わりにくかったりすることもあるため，口頭での申し送り・引き継ぎを行うことも大切です。

4. 不適切

学習成果によって，適切な教え方や評価方法は変わります。

Q2の答え　4

1. 不適切

学習者が目標到達に至らなかった指導場面だけでなく，目標到達できた指導場面についてもリフレクションを行うことで，指導者として次の指導につながる財産（レパートリー）の獲得にもつながります。

2. 不適切

リフレクションを習慣化したり，促進したりするためには，「語るべき他者」や「応答してくれる他者」の存在が必要だと言われています。

3. 不適切

リフレクションは「自己の思考と感情，行為について自覚的になり，熟考し，次からどうしていくべきかを見いだしていくこと」です。「できなかったこと」を評価するだけではなく，「うまくいった」ことを批判的に分析することも必要となります。

4. 適切

実施した指導を評価し，リフレクションすることは，学習者に対してより効果的な指導を提供できるだけでなく，指導者としての教育スキルも向上し，両者の成長につながります。

OJTスキルの
チェックリスト

『OJTスキルのチェックリスト』を活用して，
自分自身のOJTスキルを点数化してみましょう。

【各項目の点数の定義】

0点…「行えていない」と判断したもの（上段）

1点…「常にではないが行えている」と判断したもの（中段）

2点…「常に行えている」と判断したもの（下段）

※点数が高いほど，スキルが高いことを示す

　項目ごとに点数化し，自分自身に足りないスキルや苦手とする傾向，経年的な変化を把握しましょう。また，自分でチェックするだけでなく，後輩や先輩などにも自分のOJTスキルをチェックしてもらうことで，自分では認識していなかった得手不得手が分かるなど，意外な発見があるかもしれません。

付録 『OJT スキルのチェックリスト』

【各項目の点数の定義】

0点…「行えていない」と判断したもの（上段）

1点…「常にではないが行えている」と判断したもの（中段）

2点…「常に行えている」と判断したもの（下段）

※点数が高いほど，スキルが高いことを示す

指導者としての基盤	〔第2章〕
積極的に学習者の話を傾聴する	〔P.20〕
学習者の話を否定したり興味を向けないなど，共感的に聴くことができていない	
常にではないが，学習者の立場になって学習者の気持ちに共感しながら否定することなく話を聴くことができる	
常に，学習者の立場になって学習者の気持ちに共感しながら否定することなく話を聴くことができる	点
学習者の伝えようとしている内容からその真意を理解しようと努める	〔P.23〕
学習者の伝えようとする内容が聴けていない	
常にではないが，学習者が何を考えているのかを推し量る質問を交えながら，コミュニケーションを交わすことができる	
常に，学習者が何を考えているのかを推し量る質問を交えながら，コミュニケーションを交わすことができる	点
丁寧な言葉を用いて明確にメッセージを学習者に伝える	〔P.25〕
学習者の理解が容易になるようなメッセージを使えていない	
常にではないが，学習者に何かを伝える際には理解が容易になるようなメッセージを使っている	
常に，学習者に何かを伝える際には理解が容易になるようなメッセージを使っている	点
指導者の価値観を押しつけずに学習者の多様な価値観を認める	〔P.29〕
学習者と指導者の価値観が異なる場合に，指導者の価値観を押し付ける発言や態度を示している	
常にではないが，学習者と指導者の価値観が異なっていたとしても，それを否定するような発言や態度を示さない	
常に，学習者と指導者の価値観が異なっていたとしても，それを否定するような発言や態度を示さない	点
仕事に対する真摯な姿勢を示す	〔P.32〕
組織や病棟内の業務に対して真面目に取り組んでいない	
常にではないが，組織や病棟内の業務に対して真面目に取り組んでいる	
常に，組織や病棟内の業務に対して真面目に取り組んでいる	点

自発的に関係性を構築するために学習者に興味関心を寄せる	〔P.33〕
学習者に注意を向けたり，気にかけるような言動や行動が見られない	
常にではないが，学習者に注意を向けて気にかけており，学習者に関する情報を収集することができる	
常に，学習者に注意を向けて気にかけており，学習者に関する情報を収集することができる	点

感情を適切にコントロールしかかわる	〔P.34〕
学習者とのかかわりの中で感情の浮き沈みが見られる	
常にではないが，冷静な言動・態度で，学習者にかかわることができる	
常に，冷静な言動・態度で，学習者にかかわることができる	点

指導する上で大切にしていることの記述や表現ができる	〔P.38〕
指導する上で大切にしていることを記述したり，言葉で学習者に対して伝えたりしていない	
常にではないが，指導する上で大切にしていることを記述したり，言葉で学習者に対して伝えたりしている	
常に，指導する上で大切にしていることを記述したり，言葉で学習者に対して伝えたりしている	点

学習者中心に指導をとらえる	〔P.39〕
指導者側の都合で，学習者の目標達成のために効果的な方法が何かを検討している	
常にではないが，指導者側の都合ではなく，学習者の目標達成のために効果的な方法が何かを検討できている	
常に，指導者側の都合ではなく，学習者の目標達成のために効果的な方法が何かを検討できている	点

学習者を観察し適切なレディネスの理解に努める	〔P.41〕
観察や質問にて，学習の成立にとって前提となる学習者の知識や経験，心身の準備状態を確認できていない	
常にではないが，観察や質問にて，学習の成立にとって前提となる学習者の知識や経験，心身の準備状態を確認できる	
常に，観察や質問にて，学習の成立にとって前提となる学習者の知識や経験，心身の準備状態を確認できる	点

教育分野の変化や動向を察知する	〔P.41〕
学会への参加や書籍，論文などを通して教育分野の情報を得ることができていない	
常にではないが，学会への参加や書籍，論文などを通して教育分野の情報を得ている	
常に，学会への参加や書籍，論文などを通して教育分野の情報を得ている	点

指導分野の知識やスキルを常に磨いている	〔P.42〕
看護師としての基本的な知識やスキルに加え，指導分野に関する知識やスキルの習得に向け行動できていない	
常にではないが，看護師としての基本的な知識やスキルに加え，指導分野に関する知識やスキルの習得に向け行動している	
常に，看護師としての基本的な知識やスキルに加え，指導分野に関する知識やスキルの習得に向け行動している	点

自分の指導を振り返る	〔P.44〕
学習者の反応や学習結果を分析して，次からどうしていくべきかを見いだす姿勢を持てていない	
常にではないが，学習者の反応や学習結果を分析して，次からどうしていくべきかを見いだす姿勢を持っている	
常に，学習者の反応や学習結果を分析して，次からどうしていくべきかを見いだす姿勢を持っている	点

指導計画と準備	〔第3章〕

指導する項目内容の学習目標を確認する	〔P.53〕
指導する項目や内容の学習目標を確認していない	
常にではないが，計画準備段階で組織・部署が提示している指導項目や内容に関する学習目標を確認・把握している	
常に，計画準備段階で組織・部署が提示している指導項目や内容に関する学習目標を確認・把握している	点

学習者の学習進捗状況を確認する	〔P.59〕
学習者の学習進捗状況を確認していない	
常にではないが，口頭やチェックリスト，申し送り表など，何らかの方法で学習者の学習進捗状況を確認している	
常に，口頭やチェックリスト，申し送り表など，何らかの方法で学習者の学習進捗状況を確認している	点

学習者の学習方法の好みや意欲を把握する	〔P.60〕
学習者の学習方法の好みや意欲を把握していない	
常にではないが，計画準備段階で学習者への質問を通して，学習方法の好みや意欲を把握している	
常に，計画準備段階で学習者への質問を通して，学習方法の好みや意欲を把握している	点

指導するにあたって，対象患者，看護師配置，時間，場所，物品などの条件を確認する	〔P.62〕
指導する上で対象患者，看護師配置，時間，場所，物品などの条件を確認していない	
常にではないが，計画準備段階で，指導する上で確認すべき対象患者，看護師配置，時間，場所，物品などの条件を確認している	
常に，計画準備段階で，指導する上で確認すべき対象患者，看護師配置，時間，場所，物品などの条件を確認している	点

指導する具体的な内容を確認する	〔P.64〕
指導する具体的な内容を確認していない	
常にではないが，計画準備段階から教育プログラムや手順書などを閲覧することにより具体的な指導内容を確認している	
常に，計画準備段階から教育プログラムや手順書などを閲覧することにより具体的な指導内容を確認している	点

指導内容の順序立てを行う	〔P.64〕
場面ごとの行動目標に応じた，順序立てた指導計画は検討していない	
常にではないが，計画準備段階で場面ごとの行動目標に応じた，順序立てた指導を検討している	
常に，計画準備段階で場面ごとの行動目標に応じた，順序立てた指導を検討している	点

学習内容に必要となる情報を提示できるように準備する	〔P.68〕
学習内容に必要となる情報提示の準備はできていない	
常にではないが，学習内容に必要となる情報を整え，学習者が視覚的に共有しやすいような資料が準備できる	
常に，学習内容に必要となる情報を整え，学習者が視覚的に共有しやすいような資料が準備できる	点

学習成果や学習者の状態に応じた効果的な指導方法を検討する	〔P.70〕
学習成果や学習者の状態に応じた効果的な指導方法が検討できていない	
常にではないが，計画準備段階で指導内容や学習者個々に合わせた指導方法を検討している	
常に，計画準備段階で指導内容や学習者個々に合わせた指導方法を検討している	点

評価方法を確認する	〔P.78〕
評価方法の確認はできていない	
常にではないが，チェックリストなど，指導内容の評価方法を確認できる	
常に，チェックリストなど，指導内容の評価方法を確認できる	点

指導実践	〔第4章〕

学習者の自己表現をサポートできるように積極的傾聴を行う	〔P.88〕
学習者の自己表現をサポートできるような傾聴はできていない	
常にではないが，学習者の話すペースに合わせ，あいづちや質問を交えながら，学習者の自己表現をサポートしている	
常に，学習者の話すペースに合わせ，あいづちや質問を交えながら，学習者の自己表現をサポートしている	点

学習者と共に学習目標を決定することができる	〔P.90〕
学習者と共に学習目標を決定することができていない	
常にではないが，学習者と共に学習目標を決定することができる	
常に，学習者と共に学習目標を決定することができる	点

学習者の失敗が患者に影響しそうな場面では指導者がフォローする	〔P.90〕
学習者の失敗が患者に影響しそうな場面でも指導者がフォローできていない	
常にではないが，学習者の失敗が患者に影響しそうな場面では指導者がフォローできる	
常に，学習者の失敗が患者に影響しそうな場面では指導者がフォローできる	点

目標とするパフォーマンスとのずれを具体的に指摘する	〔P.91〕
目標とする実践行動と実際の実践行動のずれを指摘できていない	
常にではないが，目標とする実践行動と実際の実践行動のずれを具体的に指摘できる	
常に，目標とする実践行動と実際の実践行動のずれを具体的に指摘できる	点

状況に応じて指導方法を適宜変更し指導を行う	〔P.95〕
状況に応じてさまざまな指導方法や表現を用いて指導を行えていない	
常にではないが，状況に応じてさまざまな指導方法や表現を用いて指導を行っている	
常に，状況に応じてさまざまな指導方法や表現を用いて指導を行っている	点

学習者が集中して学べるように働きかける	〔P.98〕
学習に集中して学べるような働きかけはできていない	
常にではないが，学習に集中して学べるように働きかけがあり，学習者の集中力や注意力を阻害することがない	
常に，学習に集中して学べるように働きかけがあり，学習者の集中力や注意力を阻害することがない	点

安全な場づくりのために質問や相談をしやすい状況をつくる	〔P.99〕
質問や相談をしにくい雰囲気がある	
常にではないが，質問や相談がしやすい雰囲気があり，学習者が自発的に質問や相談ができる	
常に，質問や相談がしやすい雰囲気があり，学習者が自発的に質問や相談ができる	点

学習者の思考を促進するような質問を投げかける	〔P.100〕
学習者の思考が止まった時にも質問が投げかけられていない	
常にではないが，学習者の思考を促進するような質問を投げかけられている	
常に，学習者の思考を促進するような質問を投げかけられている	点

印象に残ったことや気になったこと，指導されたことを表出させる	〔P.106〕
学習者が印象に残ったことや気になったこと，指導されたことを表出させることができていない	
常にではないが，学習者が印象に残ったことや気になったこと，指導されたことを表出させている	
常に，学習者が印象に残ったことや気になったこと，指導されたことを表出させている	点

学習者に経験したことの評価，分析の支援を行い，自ら学びや課題を見いだせるようにかかわる	〔P.107〕
学習者自らが学びや課題を考え述べるようかかわっていない	
常にではないが，学習者に経験したことの評価，分析の支援を行い，学習者自らが学びや課題を考え述べるようかかわっている	
常に，学習者に経験したことの評価，分析の支援を行い，学習者自らが学びや課題を考え述べるようかかわっている	点

課題解決や学んだことを次に活かすためのアドバイスを行う	〔P.109〕
学習者を課題解決に導いたり，学んだことを次に活かすためのアドバイスができていない	
常にではないが，学習者を課題解決に導いたり，学んだことを次に活かすためのアドバイスができている	
常に，学習者を課題解決に導いたり，学んだことを次に活かすためのアドバイスができている	点

課題解決のために学習内容を適用する機会をつくる	〔P.110〕
学習者が学んだ内容を適用する機会を与えていない	
常にではないが，学習者が自己の課題を解決するために学んだ内容を適用する機会を与えている	
常に，学習者が自己の課題を解決するために学んだ内容を適用する機会を与えている	点

評価	〔第5章〕

学習者を客観的に評価するためにツールを使う	〔P.122〕
チェックリストなどのツールを用いた客観的な評価を行っていない	
常にではないが，チェックリストなどのツールを用いて客観的な評価を行っている	
常に，チェックリストなどのツールを用いて客観的な評価を行っている	点

学習者の進捗状況を引き継ぐ	〔P.123〕
学習者の進捗状況を教育担当者や次の指導者に引き継いでいない	
常にではないが，学習者の進捗状況を教育担当者や次の指導者に引き継いでいる	
常に，学習者の進捗状況を教育担当者や次の指導者に引き継いでいる	点

学習者の学習到達度の結果を踏まえ，自己の指導の評価を行う	〔P.127〕
自己の指導の評価を行っていない	
常にではないが，学習者の学習到達度の結果を踏まえ，自己の指導の評価を行っている	
常に，学習者の学習到達度の結果を踏まえ，自己の指導の評価を行っている	点

次の指導につなげるためのリフレクションを行う	〔P.127〕
学習者の反応や学習結果に基づいた自己の指導の振り返りが行えていない	
常にではないが，学習者の反応や学習結果を分析に基づいて，次からどう指導すべきかを述べられる	
常に，学習者の反応や学習結果を分析に基づいて，次からどう指導すべきかを述べられる	点

〈採点記入欄〉

指導者としての基盤	指導計画と準備	指導実践	評価	合計
／26点	／18点	／24点	／8点	／76点

引用・参考文献

1）厚生労働省：第2回 看護職員需給見通しに関する検討会，平成27年12月18日.
https://www.mhlw.go.jp/stf/shingi2/0000107416.html（2020年3月閲覧）

2）文部科学省：大学における看護系人材養成の在り方に関する検討会（第1回）配付資料4「2019年度看護系大学に係る基礎データ」，令和元年5月16日.
https://www.mext.go.jp/b_menu/shingi/chousa/koutou/098/gijiroku/__icsFiles/afieldfile/2019/05/27/1417062_4_1.pdf（2020年3月閲覧）

3）厚生労働省：平成30年衛生行政報告例（就業医療関係者）の概況，令和元年9月4日.
https://www.mhlw.go.jp/toukei/saikin/hw/eisei/18/dl/kekka1.pdf（2020年3月閲覧）

4）ユーリア・エンゲストローム著，松下佳代，三輪建二監訳：変革を生む研修のデザイン―仕事を教える人への活動理論，P.28～32，鳳書房，2010.

5）日本大百科全書（ニッポニカ），小学館，1994.

6）加藤恭子：日米におけるコンピテンシー概念の生成と混乱，産業経営プロジェクト報告書，No.34，P.1～23，2011.

7）卯野木健：AACN Synergy Model for Patient Care―"Safe Passage"に向けて，ICNR，No.2，P.76～84，2014.

8）政岡祐輝：中堅看護師，ベテラン看護師，部署異動者，新任（転職者）に対する困りごと＆悩みごと，ナース専科，Vol.38，No.5，P.46～47，2018.

9）厚生労働省：新人看護職員研修ガイドライン【改訂版】，平成26年2月.
https://www.mhlw.go.jp/file/06-Seisakujouhou-10800000-Iseikyoku/0000049466_1.pdf（2020年3月閲覧）

10）日本看護協会：新人看護職員臨床研修における研修責任者・教育担当者育成のための研修ガイド，平成21年12月.
https://www.mhlw.go.jp/file/06-Seisakujouhou-10800000-Iseikyoku/0000078004.pdf（2020年3月閲覧）

11）加登豊：日本企業の品質管理問題と人づくりシステム，青島矢一編：企業の錯誤／教育の迷走―人材育成の「失われた一〇年」，P.157，東信堂，2008.

12）日本看護協会：看護師基礎教育4年制化に関する資料.
https://www.nurse.or.jp/nursing/4th_year/pdf/document.pdf（2020年3月閲覧）

13）公益財団法人日本生産性本部：平成31年度 新入社員「働くことの意識」調査結果.
https://www.jpc-net.jp/research/assets/pdf/R12attached.pdf（2020年3月閲覧）

14）独立行政法人労働政策研究・研修機構：資料シリーズ No.192 企業内プロフェッショナルのキャリア形成Ⅱ―社外学習，専門職制度等に係るインタビュー調査，2017年3月.
https://www.jil.go.jp/institute/siryo/2017/documents/192.pdf（2020年3月閲覧）

15）北別府孝輔他：臨床看護師の実地指導者に関するコンピテンシーの開発，日本教育工学会2019年秋季全国大会論文集，P.383～384，2019.

16）井村直恵：日本におけるコンピテンシー―モデリングと運用，京都マネジメント・レビュー，No.7，P.93～106，2005.

17）Michael M. Lombardo：The Leadership Machine：Architecture to Develop Leaders for Any Future, Lominger, 2000.

18）Matarazzo J.D., et al：Interviewer head nodding and interviewee speech durations. Psychotherapy：Theory, Research＆Practice, 1：54-63, 1964.

19）中島義明他編：心理学辞典，有斐閣，1999.

20）京極真：信念対立解明アプローチ入門―チーム医療・多職種連携の可能性をひらく，中央法規出版，2012.

21）一般社団法人日本アンガーマネジメント協会ホームページ：アンガーマネジメントとは？
https://www.angermanagement.co.jp/about（2020年3月閲覧）

22）大河内祐子：7章 内発的動機づけに関する自己決定理論，ジェア・ブロフィ著，中谷素之監訳：やる気をひきだす教師―学習動機づけの心理学，P.207～246，金子書房，2011.

23）マルカム ノールズ著，堀薫夫，三輪建二監訳：成人教育の現代的実践―ペダゴジーからアンドラゴジーへ，鳳書房，2002.

24）日本看護協会，看護者の倫理綱領，2003.

https://www.nurse.or.jp/home/publication/pdf/rinri/code_of_ethics.pdf（2020年3月閲覧）

25）David A. Kolb：Experiential Learning：Experience as the Source of Learning and Development. Prentice Hall, 1984.

26）松尾睦：職場が生きる 人が育つ「経験学習」入門，ダイヤモンド社，2011.

27）Miller A. George：The Magical Number Seven, Plus or Minus Two：Some Limits on Our Capacity for Processing Information. The Psychological Review, 63（2）：81-97, 1956.

28）Cowan N.：The Magical Mystery Four：How is Working Memory Capacity Limited, and Why ？, Directions in Psychological Science, 19（1）：51-57, 2010.

29）厚生労働省：看護職員の現状と推移 第1回看護職員需給見通しに関する検討会，平成26年12月1日.

https://www.mhlw.go.jp/file/05-Shingikai-10801000-Iseikyoku-Soumuka/0000072895.pdf（2020年3月閲覧）

30）Brown M.：Comfort Zone：Model or metaphor ？, Australian Journal of Outdoor Education, 12（1）：3-12, 2008.

31）高瀬美由紀，今井多樹子：患者対看護師比が医療にもたらす影響─国外文献の検討から，日本職業・災害医学会会誌，Vol.65，No.2，P.53～60，2017.

32）Kambria H. Evans, et al.：The Medical Education of Generation Y, Acad Psychiatry, 40（2）；382-385, 2016.

33）中沢潔：次世代を担う「ミレニアル世代」「ジェネレーションＺ」─米国における世代（Generations）について─，ジェトロ（日本貿易振興機構）調査レポート，2018年10月.

https://www.jetro.go.jp/ext_images/_Reports/02/2018/ec095202b7547790/ny201810.pdf（2020年3月閲覧）

34）鈴木克明：放送利用からの授業デザイナー入門～若い先生へのメッセージ～，日本放送教育協会，1995.

http://www.gsis.kumamoto-u.ac.jp/ksuzuki/resume/books/1995rtv/rtv01.html（2020年3月閲覧）

35）A. Collins, et al.：Cognitive apprenticeship：Teaching the craft of reading, writing and mathematics. Bolt, Beranek and Newman, Inc., 1987.

36）金井壽宏，楠見孝編：実践知─エキスパートの知性，有斐閣，2012.

37）松尾睦：経験からの学習─プロフェッショナルへの成長プロセス，同文舘出版，2006.

38）K A Ericsson, A C Lehmann：Expert and Exceptional Performance：Evidence of Maximal Adaptation to Task Constraints. Annual Review of Psychology, 47；273-305, 1996.

39）長岡波子，亀岡智美：新人看護師が支持的・非支持的と知覚する先輩看護師の行動，看護教育学研究，Vol.23，No.1，P.33～48，2014.

40）中原淳：はじめてのリーダーのための実践！フィードバック，P.4，PHP研究所，2017.

41）アルベルト・オリヴェリオ著，川本英明訳：メタ認知的アプローチによる学ぶ技術，創元社，2005.

42）中野民夫監修，三田地真実著：ファシリテーター行動指南書，ナカニシヤ出版，2013.

43）Bransford, D.J., Brown, A.L.＆Cocking, R.R.：How people learn：Brain, Mind,Experience, and School, National Academy Press., 2000.

44）White, B.Y. and Frederiksen, J.R.：Inquiry, Modeling, and Metacognition：Making Science Accessible to All Students. Cognition and Instruction 16（1）：3-118, 1998.

45）Dewey John：How We Think. Rarebooksclub.com, 2012.

46）ドナルド・A.ショーン著，柳沢昌一他監訳：省察的実践とは何か─プロフェッショナルの行為と思考，鳳書房，2007.

47）F. コルトハーヘン編著，武田信子監訳，今泉友里他訳：教師教育学─理論と実践をつなぐリアリスティック・アプローチ，P.53～54，学文社，2010.

48）松尾睦：職場の学びを促す3タイプのリフレクション，NPO法人イージェイネットメールマガジン第69号，2015年8月31日.

http://www.ejnet.jp/media/backnumber_069.html（2020年3月閲覧）

49）中原淳：職場学習論，東京大学出版会，2010.

50）金井壽宏：仕事で「一皮むける」，P.17～242，光文社，2002.

51）L. タンブリン，P. ウォード共著，植野真臣監訳：大学生のための学習マニュアル，P.74～76，培風館，2009.

52）リンダ・グラットン著，池村千秋訳：ワークシフト―孤独と貧困から自由になる働き方の未来図「2025」（Kindle版），P.43～44，プレジデント社，2012.

53）熊本大学大学院社会文化科学研究科教授システム学専攻ホームページ：ガニェの5分類
https://www2.gsis.kumamoto-u.ac.jp/cgi-bin/eLF2003/kyouzai/task/syscc/5bun.html（2020年3月閲覧）

54）前掲36），P.35～40.

55）田口智博：コーチングで，力を最大限に発揮するサポートを，週刊医学会新聞，第3042号，2013年9月9日.
http://www.igaku-shoin.co.jp/paperDetail.do?id=PA03042_03（2020年3月閲覧）

56）政岡祐輝：院内研修の作り方・考え方【第10回】リフレクションで増やす，実践のレパートリー，週刊医学界新聞，第3257号，2018年1月22日.
https://www.igaku-shoin.co.jp/paperDetail.do?id=PA03257_08（2020年3月閲覧）

57）Garvin David A.他：「学習する組織」の成熟度診断法―環境，プロセス，リーダー行動から判定する（Feature Articles「協力する組織」のマネジメント），Diamondハーバード・ビジネス・レビュー，Vol.33，No.8，P.124～125，2008.

58）杉浦真由美：伝わる・身につく ナースのための教える技術，メディカ出版，2019.

59）鈴木義幸：図解コーチングスキル，ディスカヴァー・トゥエンティワン，2005.

60）L.タンブリン，P.ウォード共著，植野真臣監訳：大学生のための学習マニュアル，培風館，2009.

61）ドナルド・ショーン著，佐藤学他訳：専門家の知恵―反省的実践家は行為しながら考える，ゆみる出版，2001.

62）F.コルトハーヘン編著，武田信子監訳，今泉友里他訳：教師教育学―理論と実践をつなぐリアリスティック・アプローチ，学文社，2010.

63）ジャック・メジロー著，金澤睦，三輪建二監訳：おとなの学びと変容―変容的学習とは何か，鳳書房，2012.

64）Mezirow, J.：Fostering Critical Reflection in Adulthood, Jossey-Bass, 1990.

65）クリス・バルマン，スー・シュッツ編，田村由美，池西悦子，津田紀子監訳：看護における反省的実践 原著第5版，看護の科学社，2014.

66）奥田弘美，木村智子：かがやくナースのためのPERFECTコーチングスキル，学習研究社，2006.

67）奥田弘美，木村智子：メディカルサポートコーチング，中央法規出版，2012.

68）米国学術研究推進会議編著，森敏明他監訳：授業を変える―認知心理学のさらなる挑戦，北大路書房，2002.

69）佐藤学：教育方法学，岩波書店，1996.

70）【interview】看護師の継続した学びのために成人教育学を看護に生かす，週刊医学会新聞，第3335号，2019年8月26日.
https://www.igaku-shoin.co.jp/paperDetail.do?id=PA03335_01（2020年3月閲覧）

71）中原淳編著：企業内人材育成入門―人を育てる心理・教育学の基本理論を学ぶ，ダイヤモンド社，2006.

72）向後千春：世界一わかりやすい教える技術，永岡書店，2018.

73）田中耕治：教育評価，岩波書店，2008.

著者紹介

〈編集・執筆〉

政岡祐輝 〔第1章・第3章〕

熊本大学大学院　社会文化科学教育部　博士後期課程（教授システム学）在学
国立循環器病研究センター　医療情報部　医療情報運用管理室　室長
集中ケア認定看護師

池辺　諒 〔第4章〕

星槎大学大学院　教育実践研究科　専門職学位課程修了
株式会社Medi-LX
救急看護認定看護師

〈執筆〉

北別府孝輔 〔第2章〕

大阪府立大学　看護学研究科　急性看護学分野　博士前期課程修了
倉敷中央病院　看護部
急性・重症患者看護専門看護師

増田貴生 〔第5章〕

兵庫県立大学大学院　看護学専攻　博士前期課程　次世代看護リーダーコース修了
国立循環器病研究センター　看護部　副看護師長

菅　広信 〔第2章〕

熊本大学大学院　社会文化科学教育部　博士前期課程（教授システム学）在学
秋田大学医学部附属病院　看護部　キャリア支援室　副看護師長
集中ケア認定看護師

臨床での指導に必要な「教え方」のスキル13

2020年 6 月15日 発行　　　第 1 版第 1 刷
2022年 4 月11日 発行　　　　　　第 2 刷

編著：政岡祐輝　池辺 諒 ©
イラスト：すきる

企　画：日総研グループ
代　表：岸田良平
発行所：日総研出版

本部　〒451-0051 名古屋市西区則武新町 3 － 7 － 15(日総研ビル)　☎ (052)569－5628　　FAX (052)561－1218

日総研お客様センター　電話 0120-057671 FAX 0120-052690　名古屋市中村区則武本通 1 － 38
日総研グループ緑ビル 〒453-0017

札幌	☎ (011)272－1821　　FAX (011)272－1822
	〒060-0001 札幌市中央区北 1 条西 3 － 2 (井門札幌ビル)
仙台	☎ (022)261－7660　　FAX (022)261－7661
	〒984-0816 仙台市若林区河原町 1 － 5 － 15－1502
東京	☎ (03)5281－3721　　FAX (03)5281－3675
	〒101-0062 東京都千代田区神田駿河台 2 － 1 － 47(廣瀬お茶の水ビル)
名古屋	☎ (052)569－5628　　FAX (052)561－1218
	〒451-0051 名古屋市西区則武新町 3 － 7 － 15(日総研ビル)
大阪	☎ (06)6262－3215　　FAX (06)6262－3218
	〒541-8580 大阪市中央区安土町 3 － 3 － 9 (田村駒ビル)

広島	☎ (082)227－5668　　FAX (082)227－1691
	〒730-0013 広島市中区八丁堀 1 － 23－215
福岡	☎ (092)414－9311　　FAX (092)414－9313
	〒812-0011 福岡市博多区博多駅前 2 － 20－15(第 7 岡部ビル)
編集	☎ (052)569－5665　　FAX (052)569－5686
	〒451-0051 名古屋市西区則武新町 3 － 7 － 15(日総研ビル)
商品センター	☎ (052)443－7368　　FAX (052)443－7621
	〒490-1112 愛知県あま市上萱津大門100

この本に関するご意見は，ホームページまたは
Eメールでお寄せください。E-mail cs＠nissoken.com

研修会・出版の最新情報は

www.nissoken.com

日総研　 検索